HISTORIAS QUE CURAN

Crónicas que despiertan el corazón

VICENTE TRELLES

AlmuzaraUniversidad

ALMUZARAUNIVERSIDAD
almuzarauniversidad@almuzaralibros.com
@almuzarauniversidad
www.almuzarauniversidad.com

Primera edición: noviembre de 2025

Directora editorial de AlmuzaraUniversidad: María Crespo
Maquetación: Ostraca Servicios editoriales
© Imagen de cubierta: AdobeStock

Parque Logístico de Córdoba. Ctra. Palma del Río, km 4
C/8, Nave L2, nº 3. 14005 - Córdoba
info@almuzaralibros.com

Imprime: Podiprint
ISBN: 979-13-70201-62-3
Depósito Legal: CO-2044-2025
Hecho e impreso en España - *Made and printed in Spain*

Índice

A los voluntarios del Clínico

Lugar sagrado es aquel donde hay dolor.
Comprenderá algún día la Humanidad
lo que esto significa.
No se sabe nada de la vida,
hasta entonces.

De profundis, O. Wilde.

PRESENTACIÓN

Desde que salí del hospital a los pocos días de nacer en brazos de mi madre, he hecho todo lo posible para no volver a entrar en uno de ellos.

Sin embargo, desde 2019 voy todos los sábados por la mañana que puedo, libremente y por mi propio pie, al Hospital Clínico San Carlos, alias «El-clínico», todo junto.

El Clínico, que durante la Guerra Civil fue el vértice de la cuña de penetración de las tropas nacionales en el Madrid republicano, se convierte por unas horas en un vértice de solidaridad, por encima de bandos e ideologías. El mismo Hospital que fue escenario de cruentos enfrentamientos fratricidas —su posición en lo alto de la ciudad universitaria era estratégica— los sábados es el marco de un voluntariado muy humano y, por tanto, muy cristiano, aunque, a veces, hasta los propios voluntarios lo desconozcan.

Por aquel entonces, D. Hilario, un sacerdote amigo, era el capellán de la Facultad de Derecho de la Complutense y del Centro universitario Castilla que yo dirigía. Comenzó a ir los sábados al Hospital para ayudar al capellán de guardia a repartir la comunión a los enfermos que lo solicitaban. Empezaron a acompañarle un grupo de universitarios del grupo católico de la Facultad y, meses después, algunos del Castilla nos unimos al Servicio de Acompañamiento que la Capellanía del Hospital ofrece a los pacientes.

El contenido del voluntariado es muy sencillo. Se trata de atender a esas personas, escucharles, interesarse por sus cosas, consolarles, darles ánimo. Es sorprendente la densidad e intensidad que puede alcanzar una relación humana en tan poco tiempo, el bien que puede hacer una sonrisa, una cara distinta, un detalle de servicio.

Con el tiempo se formó un grupo de WhatsApp con casi seiscientos participantes, la mayoría de ellos universitarios o jóvenes profesionales. Todos los sábados del año, vacaciones incluidas, un grupo participa en esta actividad. Desde tres integrantes en agosto hasta veinticinco los sábados del curso.

Jesús, en la descripción del Juicio Final que recoge el evangelio de Mateo y que el Papa Francisco ha animado repetidamente a considerar, dice: «Venid vosotros, benditos de mi Padre, porque estaba desnudo y me vestisteis, enfermo y me visitasteis, en la cárcel y vinisteis a verme». Deberían ser, en palabras del Papa, el carnet de identidad del cristiano. Allí por donde se ha difundido el cristianismo, han surgido hospitales, casas de acogida, leproserías, asilos, centros para personas con discapacidad,… En general, instituciones donde, muchas veces, los descartados por la sociedad han sido tratados como si fueran el mismo Jesucristo. Al menos, esa ha sido la intención.

En la exhortación apostólica "Dilexit te", el Papa León XIV afirma que la Iglesia entiende como parte importante de su misión el cuidado de los enfermos, en los que con facilidad reconoce al Señor crucificado. Visitarles no es una mera obra de filantropía, sino que es un gesto a través del cual tocamos la carne sufriente de Cristo. No creo que la OMS haya dicho nada la mitad de fuerte sobre el tema.

Las motivaciones de los voluntarios son muy distintas: espirituales o cristianas en unos, humanitarias en otros. En cualquier caso, me gusta pensar que todos los voluntarios formamos parte de esa «revolución del cariño» a la que el Papa Francisco convocaba y que, en nuestro caso, comienza los sábados a las 11 en la puerta G, al lado de Urgencias.

Pablo D´Ors, sacerdote, escritor y capellán del Hospital Ramón y Cajal de Madrid, en su libro «Sendino se muere» reconstruye los últimos días de una médico a partir de su trato con ella y de lo que la propia Sendino escribió. Allí afirma que conocer la enfermedad, la propia condición humana susceptible de enfermar, la enfermabilidad, supone toparse con nuestra condición menesterosa, algo fundamental para llevar una existencia cristiana.

No puedo estar más de acuerdo con él. Tocamos nuestra pobreza, aunque sea de manera vicaria y, además, nos enriquecemos profundamente. Decenas de voluntarios, en la cerveza posterior al voluntariado, me han comentado cuánto les ha aportado su contacto con los enfermos del Hospital. Tienen la impresión de que son más personas que hace unas horas, si cabe hablar así; que su vida es un poco más plena.

En la primera parte del libro cuento seis historias que, por diversos motivos, me «golpearon» y ofrezco una reflexión en clave cristiana. Son historias sencillas, sin efectos especiales. No son *psicothrillers*. Algunas, aparentemente al menos, terminan mal. En ocasiones, unifico varias historias en un mismo día para evitar repetirme y he cambiado los nombres de los pacientes .

En la segunda, hablan varios voluntarios, cuyas historias se entrelazan, a los que el voluntariado imprimió un giro inesperado a su vida. Me hicieron llegar sus recuerdos por escrito o en audios y me he limitado a transcribirlos, con ligeras adaptaciones para facilitar su comprensión.

En la tercera, entrevisto al P. Iñaki y D. Javier, dos de los capellanes:

Ojalá la lectura de estas páginas anime a muchos a ser *revolucionarios del cariño*. Esa es mi única intención. Los beneficios, en el improbable caso de que los haya, irán destinados a la Capellanía. El tiempo y el grupo de WhatsApp de «Voluntarios Clínico» dirán si lo he conseguido.

HISTORIAS QUE CURAN

LJUBO, SERGIO Y IRON MAIDEN

El Hospital Clínico se yergue desde 1948 sobre el Cerro del Pimiento, en el punto más elevado de la Ciudad universitaria, dominando la colina que se extiende a sus pies hasta la A6. Cuenta con dos alas simétricas, norte y sur, de ocho y seis plantas respectivamente, conectadas por largos pasillos que los sábados por la mañana parecen el escenario de *The Walking Dead*: están desiertos y algún fluorescente parpadea chisporroteando en el techo.

La entrada principal no es la natural: se encuentra en la cabecera orientada al oeste, de espaldas a la calle. La zona de oncología en la primera planta rompe la simetría del edificio con un pasillo corto de 10 habitaciones y otro semicircular con individuales que se reservan para los casos más graves.

Siguiendo el refrán «quien parte y reparte se lleva la mejor parte» siempre que puedo, asigno esas habitaciones a mi grupo. Me parece la mejor parte porque muchas veces son esos enfermos, o sus acompañantes, quienes más necesitan nuestra compañía.

Aquel sábado teníamos más peticiones que de costumbre, así que repartí mi botín con el equipo de Lourdes y dos amigas suyas.

Sobre las 13:00 terminé mi ronda y, como ya era la hora de la comida, fui en su busca. Oí sus risas en la habitación 6, enfrente del control de enfermería de esa zona.

Tres niñas monísimas enfundadas en su bata blanca rodeaban a Sergio que estaba disfrutando de la compañía de aquellas voluntarias tan agradables y simpáticas. No creo que le importase que la composición de aquel grupo no respetase la ley de representación paritaria y presencia equilibrada de mujeres y hombres que entraría en vigor un par de años más tarde.

—Ayer vino a verme una voluntaria de la capilla —comenzó a contarnos—, me dijo que era católica y que había tenido un encuentro personal con Jesucristo.

Sergio tenía el pelo rapado, estaba muy delgado, los pómulos sobresalientes y la nariz algo afilada. Sus expresiones eran muy castizas y hablaba arrastrando ligeramente las palabras, convirtiendo las eses líquidas en jotas rotundas, algo típico del sur de Madrid.

—Pero, vamos a ver, alma de cántaro —continuó—, ¿en qué habitación te has encontrado con él? Si *ejque* eso es im-po-si-ble.

A Sergio, que no debía tener mucha fe, las declaraciones de aquella voluntaria del viernes le parecerían un cuento de hadas. Como si alguien le hubiera contado que se había tomado un café en la cafetería del hospital con Napoleón, o con Harry Potter: una locura, un chiste malo. Una mentira.

Antes de que siguiese rajando de la pobre y fervorosa voluntaria le interrumpí:

—Sergio, que nosotros también somos voluntarios de la capilla, como tú dices.

—Pero vosotros sois distintos —supongo que se refería, sobre todo, a las tres *cheerleaders* que le seguían rodeando como a un jugador lesionado que ha abandonado el campo de fútbol americano—; vosotros sois majos.

A pesar de nuestras diferencias quedamos en que volveríamos a verle si no le daban el alta. El acompañamiento es un servicio que la capellanía ofrece a todos los enfermos con independencia de su credo o falta de él, y cualquiera con un poco de corazón y dispuesto a dedicar dos horas un sábado por la mañana puede colaborar como voluntario.

Volví la semana siguiente, esta vez sin las tres gracias. Encontré a Sergio adormilado en la cama y con peor aspecto que el sábado anterior. El cáncer no hace prisioneros. Solo pude cogerle la mano izquierda y decirle que los voluntarios rezábamos por él.

Un sábado después fui con mi hermana Inés. Fiel a mi costumbre prevaricadora volvimos a oncología.

Entramos en una habitación en la que se encontraba Ljubo, un pintor búlgaro, ortodoxo, al que habían extirpado un tumor. Estaba feliz porque esa mañana le daban el alta. Vivía en la zona de Aluche y estaba dispuesto a volver a casa en metro porque no tenía diez euros para un taxi. Le acompañaba su mujer. Eran personas con fe, y en ella habían encontrado una fuente de paz en aquellos momentos tan difíciles. Ljubo se había ofrecido a pintar la habitación en la que se encontraba para mostrar su agradecimiento por el trato que había recibido durante su estancia en el Hospital.

Mientras hablábamos me fijé en el paciente de la cama 22, la más alejada de la puerta. Su rostro me resultaba familiar. Tardé en reconocer a Sergio porque llevaba una sonda nasogástrica sujeta por dos tiras de esparadrapo a ambos lados de la nariz.

—Perdóname, Sergio, no te había reconocido —y di un par de pasos hacia su cama. A su lado se sentaba su acompañante del que solo recuerdo que llevaba una camiseta negra de *Iron Maiden*.

Hizo un gesto de rechazo con la mano.

Quizá no me había reconocido. Quizá la enfermedad, o la sonda, le impedían apreciar que yo era uno de aquellos voluntarios, el voluntario entre las tres voluntarias tan monas, a los que había calificado como distintos, como majos, un par de semanas antes. Pensé en llamar a Lourdes para que viniera.

—Son los voluntarios de la capilla (¡me había reconocido!), unos pesados que te dan la chapa —le dijo en un hilo de voz al de la camiseta negra que no entendía nada de lo que estaba pasando.

Corrimos la cortina que separaba las camas y volví con Inés que seguía hablando con Ljubo.

En aquella habitación, como dos boxeadores en un ring tan débiles que ya no pueden seguir peleando, se encontraban representadas las dos únicas posturas, a mi juicio, que cabe adoptar ante la vida: abrazarla con sus incoherencias, sombras y aristas o rebelarse. Mi amigo Rafa Domingo en su libro *Espiritualizarse* explica como los ángeles que si vivimos en el universo, como hacían Ljubo, Sergio, Lourdes y sus dos amigas, mi hermana Inés, el tío de la camiseta negra y yo mismo, lo lógico es ponernos en manos de su hacedor, máxime si su hospitalidad es insuperable. Esa es la mejor manera de vivir. El abandono total en la providencia es la autopista que nos conduce a la paz.

Nos despedimos de Ljubo. Antes de salir le dije a Inés que se despidiera de Sergio. Mi hermana sacó una linterna del bolso —es increíble lo que mis hermanas pueden llevar dentro— para orientarse en la oscuridad que reinaba en aquella parte de la habitación y, con los dientes castañeando por el frío afilado que se colaba hasta el alma, se despidió de él y le deseó que se mejorase.

En el pasillo le comenté a Inés que me parecía que aquel hombre estaba pidiendo a gritos una conversación, unas migajas de esperanza, un poco de consuelo que no creo que encontrara en el fan de *Iron Maiden*.

Volví el sábado siguiente y pregunté por él en mi control favorito. Había fallecido.

Recé por Sergio. Recé para que algún voluntario, algún sanitario, alguna persona —de las que tienen encuentros personales con Jesucristo, incluso—, hubiera podido llegar a su corazón descreído. Alguien que con su mirada, con sus palabras o con su sonrisa, hubiera podido caldear un poco aquel frío glacial que provocaba témpanos de hielo en la sonda nasogástrica. Espero que Dios en su infinita misericordia le haya acogido en su gloria.

Descanse en paz.

GATOS, KEANU REEVES Y EUTANASIA

—Llegáis tarde.

Vicky nos franquea la puerta de la casa de su prima Marie, enferma de cáncer terminal, a la que conocí hace un par de meses gracias a una llamada de Emma, enfermera de paliativos que valora la labor de la capilla. Es una estupenda profesional y trata de prestar una atención integral a sus pacientes. Sabe que a veces no basta un suero ni una quimioterapia para curar las heridas del alma, que no sangran, pero duelen. Vaya que si duelen.

—Vicente —me dice—, tenéis que ir a visitar a Marie. Es una señora que ha vivido casi toda su vida en Francia. Desde hace un año reside en España donde apenas tiene familia. Está bastante sola y seguro que agradece la compañía. He pensado en ti porque creo que es filóloga y como a ti te gusta leer, pues eso.

Tomé nota de la habitación y el sábado me presenté allí con Giancarlo, un voluntario italiano que venía por primera vez.

—Yo lo único que quiero es poder despedirme de mi gatita antes de morir —nos dice Marie desde la cama al poco de comenzar la conversación.

Giancarlo me mira con cara de asombro. Su español no es muy bueno y debe pensar que no ha entendido bien a Marie, o que se le ha escapado algún matiz, algún doble sentido, un ligero tono irónico que cambie el significado literal de la afirmación felina de Marie. Pero no lo hay y Giancarlo ha entendido a Marie en el único sentido que cabe dar a sus palabras. Mi español es algo mejor que el de mi compañero italiano y apenas puedo contener una primera reacción de risa. Sin embargo, algo en mi interior me detiene. Qué sola tiene que estar Marie, pienso por fin con algo de lucidez, para que el único ser vivo, sintiente, del que quiera despedirse, sea su gata. Mi conato de risa está a punto de convertirse en llanto y se me humedecen los ojos.

—Si hay un túnel, como dicen, y al final está Keanu Reeves pidiéndome que avance hacia él, iré hacia la luz.

Marie debe referirse a una experiencia común en las personas que han estado al borde de la muerte, y en el último instante han recobrado la conciencia.

—¿Keanu Reeves? —pregunto.

—Es mi actor favorito.

—¿Te valdría Richard Gere?

—Hombre, el de hace unos años sí; el de ahora me lo pensaría.

Giancarlo sigue un poco fuera de juego. No me extrañaría que decidiera apuntarse a un intensivo de español en el Cervantes. Quizá es que sus gustos cinematográficos no se parecen a los de Marie y se incline más por su compatriota Sofía Loren o por la universal Scarlett Johanson.

Volvimos un par de sábados a acompañar a Marie que, efectivamente, se encontraba bastante sola. Se había dedicado a publicar libros para niños y manuales escolares de francés. Unos días después de nuestra última visita, Emma me dijo que mandaban a Marie a su casa, donde seguiría recibiendo los cuidados paliativos.

—Dile que nos gustaría ir a verle.

—A ver si consigo hablar con Vicky, una prima lejana que se ha hecho cargo de ella —me responde.

Unos días después, Emma me dice que Marie ha pedido la eutanasia.

—Queremos ir a verla, ahora con más motivo —le digo.

Mi experiencia es que la gente pide la eutanasia porque se encuentra sola, no porque esté sufriendo dolores humanamente insoportables.

—Tiene que ser a través de su prima. Te digo algo en cuanto sepa.

Unos días después, Emma me mandó una estampa de Isidoro Zorzano[1] y me propuso rezar una novena pidiendo por la salud de Marie. Además, ella se iba unos días de peregrinación a Medjugorje, donde podría rezar por tantas intenciones y situaciones difíciles. Empezamos la novena. Al octavo día, Emma me dice que Marie ha renunciado a

---

[1] Isidoro Zorzano Ledesma (Buenos Aires, 1902 - Madrid, 1943) fue un ingeniero industrial hispano argentino y uno de los primeros fieles del Opus Dei. El 21 de diciembre de 2016, el Papa Francisco lo declaró «venerable».

la eutanasia y que ha logrado hablar con Vicky: podemos ir a verla. Es la primera vez en todos estos años que voy a visitar a una enferma a su casa. Quedo con Giancarlo, que ha progresado con el español, el lunes del apagón que nos impide desplazarnos hasta Carabanchel donde se apaga la vida de Marie, y lo aplazamos para el lunes siguiente. Encontramos la casa de Marie en un dédalo de calles con nombres de reyes godos. Es una casa baja, cae el sol de la tarde. Podríamos estar en un pueblo de la Mancha. Llamamos y nos abre Vicky que se queda algo sorprendida de encontrarse a dos hombres jóvenes en la puerta. Es una mujer pequeña y resuelta, viste un pantalón negro de chándal y unas deportivas. No han recibido muchas visitas últimamente, salvo las de los médicos del equipo de paliativos.

—Somos los voluntarios del Clínico. Nos dijo Emma que había hablado contigo y que podíamos venir.

—Claro, qué tontería, cómo no he caído en la cuenta —dice mientras se le ilumina la cara—, solo que llegáis un poco tarde: le han sedado esta mañana. Pero pasad, pasad.

A través de un estrecho pasillo llegamos al cuarto de estar convertido en Hospital de campaña. Marie duerme profundamente, sedada entre las sábanas color crema. A su lado se encuentra Josefa, una señora guatemalteca a la que Vicky ha contratado para que le ayude los últimos días de la vida de Marie. En las paredes hay algunas fotos de Marie de joven, guapa y llena de vida, muy distinta de la que descansa ahora en la cama retráctil que su prima ha alquilado. El cuarto de estar da un pequeño patio interior, el que distingo una maceta, un tendero y una sombrilla desvencijada y descolorida por el inclemente sol madrileño

—Llevábamos siete años sin vernos —dice Vicky—, pero soy la familiar más cercana que tiene. Mi marido murió hace un año y medio y mi psicóloga me dijo que no me hiciera cargo de Marie. No he pasado el duelo y no estoy emocionalmente preparada. Pero, ¿cómo voy a dormir tranquila sabiendo que mi prima se está muriendo sola? Así que nada, me cojo el Cercanías en Fuenlabrada al salir de trabajar y me vengo aquí.

La muerte del papa Francisco estaba reciente y me lanzo a explicar a Vicky una de sus enseñanzas favoritas: el DNI del cristiano son las obras de misericordia que se recogen en el capítulo 25 del Evangelio de San Mateo: dar de comer al hambriento, bebida al sediento, visitar al enfermo, vestir al desnudo…

—Mira —me interrumpe—, yo no creo mucho, pero a mí este Papa me encantaba sobre todo, por lo normal que era. Yo creo que se lo han cargado porque era muy normal.

—¿Cómo que se lo han cargado? —dice Giancarlo—. ¿Pero tú has visto la cara que tenía en las últimas audiencias?

Buscando devolver la atención a Marie comienzo a contar a Vicky aquella primera conversación que mantuvimos con su prima en el Clínico:

—Marie decía que si había un túnel y en el túnel estaba…

—Mariano —exclama Vicky, como si le hubiese planteado una adivinanza.

Soy bastante analfabeto cinematográficamente hablando. El único actor Mariano que se me ocurre es Ozores, y me parecería una broma de muy mal gusto que fuese precisamente este actor quien estuviese esperando a Marie —o a cualquier otra persona, por muy fan que hubiera podido llegar a ser de sus pelis de destape—, en el túnel de marras, que empieza a parecer un túnel del metro en la hora punta.

—Mariano no. Keanu Reeves. ¿Quién es Mariano?

—Mi marido, que en paz descanse. Es que a Marie siempre le gustó mi marido. Oye, si a ella le consuela pensar que es el que le espera en el túnel, por mí adelante, no tengo ningún problema.

Quizá el cronómetro del duelo que Vicky tiene que pasar no empiece a correr hasta que Marie fallezca. Giancarlo piensa que estamos en una película surrealista italiana de los años sesenta.

—Por cierto —dice Giancarlo—, ¿dónde está la gata?

—Uy, la gata. Pues mira, se la hemos dejado a una vecina para que nos la cuide. Pero no sabes el disgusto que nos ha causado.

—¿Qué ha pasado ?

—Marie le dejó las llaves de casa a una amiga —hace el gesto de entrecomillar la palabra— para que viniese a darle de comer. Cuando le dieron el alta a mi prima y volvimos a casa nos encontramos con que le había robado el coche, el ordenador, joyas y juegos de sábanas buenas. ¿Cómo te quedas?

Giancarlo me mira y trata de confirmar que ha entendido bien.

—La amiga se presentó un día en el hospital y le pidió a Marie que firmara un papel que hacía falta para pasar la ITV. Resultó que era el traspaso de propiedad —continúa Vicky.

Supongo que lo último que le apetece a Marie es emplear las pocas energías disponibles en demandar a su examiga e instar judicialmente la nulidad del contrato.

—Hablamos con ella y nos dijo que era el precio que se cobraba por haber estado viniendo esta semanas a cuidar del animal. Hay que tener jeta para hacer algo así.

Giancarlo está aprendiendo una variante muy castiza de castellano esta tarde.

En ese momento, a Josefa, que había asistido callada a nuestra conversación desde la cabecera de la cama, le suena en el móvil una especie de himno religioso.

—Perdón, perdón —dice azorada.

—Es que Josefa es muy religiosa —explica Vicky—, ella convenció a Marie de que no pidiera la eutanasia.

—Yo no la convencí de nada, señora Vicky: llegó ella sola por su propio pie.

—Después de todo el papeleo que tuve que hacer para que le concediesen la dichosa eutanasia. Anda, Josefa, cuéntales a estos chicos lo que pasó.

Josefa cuenta que ella cuida a todos los enfermos como si fueran sus hermanos porque es cristiana. Empezó a rezar cada día por Marie mientras se ponía junto a ella, hasta que un día Marie, que no tenía fe, pero estaba bautizada, le dijo:

—Josefa, no quiero que reces por mí. Quiero rezar contigo.

Empezaron hacerlo y un día Marie dijo: «realmente, la eutanasia es un pecado. No puedo pedirla. Vicky di a los médicos que de eutanasia nada».

Mi prima no quería sufrir —dice Vicky—. ¿Cómo va a ser un pecado no querer sufrir?, ¿de verdad Dios quiere que suframos? Venga, hombre. Pues menudo dios es ese.

Buah. Vicky ha lanzado un torpedo contra la línea de flotación del cristianismo. No es la primera que lo hace. Muchos siglos atrás ya lo hicieron los estoicos. Estamos ante una de las principales argumentos de los ateos. Si Dios existe, cómo es que hay mal en el mundo, cómo es que Dios lo permite. Respuesta (*fake*): o no existe o no es bueno.

No creo que Vicky haya leído a Epicuro, ni a Marx, ni Nietzsche, ni a Richard Dawkins, ni a ninguno de los jinetes del ateísmo. Vicky es una mujer maravillosa en su chándal negro y deportivas, una mujer que está pagando de su bolsillo la atención de una prima a la que no veía desde hacía siete años, una mujer que se ha hecho cargo de ella contraviniendo las indicaciones de la terapeuta que se lo desaconseja porque no ha superado la muerte de su marido —cuya admiración comparte con Marie, quizá lo único que han compartido en esta vida—, y que todos los días se desplaza 19 kilómetros en el Cercanías al salir de trabajar para pasar la tarde con ella, a pesar de todo.

Pero Vicky no quiere ver sufrir a su prima.

Necesitaría varias tardes para poder explicar algo a Vicky.

Juan Pablo II decía que todo el evangelio es una respuesta a la pregunta por el sufrimiento. No tengo ese tiempo ni esa oportunidad. Necesitaría un argumentario, unas flashes rápidos, unos *highlights*, con los que salir del paso, en plan: la vida es un don de Dios, no podemos disponer de ella; Cristo en la cruz es la respuesta a nuestra pregunta sobre el sufrimiento; Cristo se solidariza con el sufrimiento de todos nosotros; si la eutanasia fuera un derecho, para el médico sería un deber aplicarla. Y a ningún sanitario se le puede imponer en ninguna circunstancia la obligación de terminar con la vida de una persona.

Vicky —alcanzo a decirle—, toda tu vida estarás muy contenta y orgullosa de haber cuidado a tu prima hasta el final. Y te dará mucha paz saberlo.

Las sombras han ido avanzando en el patio. Josefa, en su uniforme blanco con ribete color pistacho, nos sonríe.

—Sí —dice Vicky—, quizá tengas razón y sea mejor así. La verdad es que al principio me enfadé mucho con Josefa porque pensé que había manipulado a mi prima. Pero luego, viendo cómo la cuida, me di cuenta que eso era imposible. Estuve a punto de denunciarla a la empresa.

—Si tuviera que elegir entre el trabajo y mis convicciones, señora Vicky, elegiría mis convicciones. Ya le dije que no me importaba quedarme en la calle —dice Josefa mientras agarra la barra de la cama con sus manos regordetas y morenas.

—Ya, hija, y qué lección nos has dado a todos.

Dos días después Emma nos comunicó la muerte de Marie por causas naturales.

UN FRANCOTIRADOR

Los tres disparos —a cada cual más ajustado, más letal, más desesperado—, provienen de un enfermo tumbado en una cama de la planta de oncología. El tirador es un hombre escuálido, sin afeitar, pelo ralo y desordenado.

La luz de la mañana de noviembre, fría y acerada, entra por la ventana que da a la Ciudad Universitaria.

Ricardo ha tratado de abatirnos a Borja, a Lucía y a mí, que nos parapetamos tras el gotero con ruedas del que cuelgan dos bolsas de suero.

Con nuestra bata blanca de voluntarios —sin chaleco antibalas, sin casco, sin arma siquiera—, somos un blanco fácil de abatir en aquel lugar tan pequeño.

Minutos antes del tiroteo, le había contado a Ricardo que trabajé en un colegio por la zona de Colmenar.

—Ahí estuve interno de niño —murmura Ricardo—. Ahí me abandonaron mis padres.

Y prosigue:

—Solo he visto a mi madre una vez en mi vida. No sé si sigue viva.

—¿Tienes fe? —le pregunta Borja.

Fe en que Alguien no solo exista, sino que además te quiera, a pesar de que parezca que se ha olvidado de ti; alguien que te tiene en sus brazos; que te conoce mejor que tú a ti mismo, aunque a veces se haga el loco —o eso nos parece—, y el despistado y el sueco, y le guste jugar a esconderse y llegar tarde a los sitios, o cuando nadie le esperaba ya.

Dios que es muy listo, que es listísimo, pero muy lento, desesperadamente lento a juicio de cualquiera cuya esperanza de vida ronde los 79 años si es varón, 82 si es mujer. ¿Crees que Dios te quiere?: esa debía ser la formulación precisa, acertada, de la cuestión.

Pero Borja no tiene estudios en Teología, solo somos unos voluntarios que dedicamos un par de horas los sábados por la mañana a acompañar a los enfermos que lo solicitan.

Volvemos a toparnos con unas células que han enloquecido, que se desinhiben, se malignizan, no se reconocen unas a otras. Unas células, me temo, demasiado humanas.

—No tengo nada, ni fe, ni nada: yo solo quiero morirme —dispara Ricardo.

Las balas hacen saltar astillas de las puertas del armario y agujerean las paredes y revientan los tubos fluorescentes y nosotros las esquivamos como podemos en aquella trinchera improvisada con nuestra ridícula indumentaria para no combatir.

Ricardo no tenía a nadie a quien querer y parece que nadie le quería, salvo aquel grupo de voluntarios que aquella mañana luminosa y fría de noviembre tratábamos de acompañar, de consolar. Dios nos cuida a través del cariño de las personas que pone a nuestro lado. Por su parte es una decisión valiente, como todas las suyas. Dios cuenta con mi cariño, con mi atención, mi amistad, para cuidar a los que tengo alrededor. Somos instrumentos del amor de Dios por cada uno. Mi vida tendría que gritar a todos que Dios es amor. Ahí queda eso.

Salimos como pudimos de aquella habitación, entre las sirenas de los coches de policía y el ruido de los helicópteros sobrevolando nuestra cabeza, cegados por la luz de los focos en la oscuridad de la noche que repentinamente se había abatido sobre la planta de oncología del hospital convertido en un campo de batalla, y también en nuestros corazones; salimos sin rasguños en el cuerpo, heridos en el alma.

Por el pasillo corría un viento gélido y comenzamos a tiritar.

Me castañeaban los dientes: no podía hablar.

Logramos llegar a la librería de la entrada sorteando los sacos terreros que se encontraban en el pasillo y le compramos el *Marca* para que se distrajera un rato y abandonara la posición de francotirador. Esa tarde jugaba su equipo de fútbol contra el rival de toda la vida y quería verlo. Conseguimos unas monedas y compramos minutos de televisión como el que compra un algodón de azúcar para un niño pequeño en una feria.

De vuelta a la habitación, Ricardo estaba más tranquilo y sereno. Nosotros también.

Volvimos el sábado siguiente uniformados de camuflaje de invierno, las gafas de visión nocturna y nuestras armas reglamentarias perfectamente engrasadas.

No llegamos a entrar en combate.

A Ricardo le habían dado el alta.

PABLO Y ÁFRICA

Pablo viene conmigo esta mañana. Estudia tercero de Económicas en la Universidad de Alcalá. Es un chaval despierto, espontáneo y alegre. El mundo se refleja en sus ojos verdes lleno de promesas a cada instante, nuevo y brillante como una bola de Navidad.

Organizamos los grupos, nos vestimos con las batas blancas —como si nos hubieran hecho un *upgrade* y ahora todos fuéramos médicos—, repartimos la lista de pacientes que han solicitado acompañamiento, nos hacemos la foto de grupo que luego muchos voluntarios colgarán en sus redes, rezamos por los enfermos en la capilla del Hospital y vamos a su encuentro.

Pablo y yo nos dirigimos a la cuarta planta, habitación 23. Se encuentra en un pequeño pasillo perpendicular al principal que, en la jerga del personal, se denomina «martillo» y se reserva para enfermos bajos de defensas, o para casos en los que deben estar solos.

Entramos en la habitación de decoración minimalista: la cama, una silla en la que se sienta África, y una pequeña mesa azul de ruedas grises que hace las veces de aparador. Huele a medicina dulce, a jarabe infantil. Por la ventana orientada al este puede verse la escuela de ingenieros navales con su cúpula y amago de faro y al fondo la Casa de Campo, una mancha marrón y parduzca moteada de verde. Hacia el sur, y al otro lado de la A6, el campo de golf del Club de campo donde los jugadores tratan de bajar su hándicap y embocar buenos *putts,* mientras África intenta sobrevivir un día más y lograr un diagnóstico esperanzador para la enfermedad rara que sufre desde hace meses.

Nos presentamos y comenzamos la conversación balbuceantes, como los golfistas que hacen *swings* de prácticas en el *tee* del hoyo 1 a escasos dos kilómetros del hospital.

—Qué nombre tan bonito: África —dice Pablo, y lo repite varias veces como saboreando un plato exótico. Á—fri—ca.

—Nací en Casablanca, donde trabajaban mis padres. Volvimos a España cuando tenía veintitrés años, y ahora tengo setenta.

Nos empieza a contar su vida y descubrimos que está sola en el mundo. Es huérfana, hija única de hijos únicos, soltera, sin hijos, ni primos, ni perrito que le ladre.

Por un rato nos tiene a nosotros, a Pablo y a mí, que somos voluntarios, y durante unos minutos sus seres cercanos vivos más queridos sobre la faz de la tierra. Ya no huele a jarabe dulce, a Dalsy. Ahora el olor es más penetrante y amargo. Pablo lo nota y frunce la nariz. Yo toso discretamente y busco un pañuelo, no lo hay, en los bolsillos de la bata.

—¿Cómo te encuentras?

—Llevo seis semanas ingresada. Me caí en casa y me rompí la cadera. Me da miedo volver a caerme —dice. Hace una pausa y prosigue:

—Me da miedo morir.

Conocemos a África hace siete minutos y medio y acaba de desvelarnos su secreto más íntimo, un secreto que le causa pesadillas y le cierra la boca del estómago cada vez que mete la llave en la cerradura de su casa, donde no le echarán de menos si un día no aparece a la hora habitual porque está sola en este mundo.

—¿Tienes fe? —le pregunto.

—Soy católica practicante.

—¿Cómo conociste a Jesucristo? —dice Pablo.

La pregunta resuena en la habitación de decoración minimalista como un petardo del 15 en un túnel. Me pitan los oídos y miro asombrado a Pablo. Todavía tiene el mechero en la mano. Se apresura a guardarlo en el bolsillo de su pantalón.

Pablo pertenece al Camino Neocatecumenal y tiene una conciencia muy vívida de la acción de Jesús en su vida. Para él, la fe no se practica, como si fuera un deporte, pilates o yoga. La fe es una relación viva con alguien que está vivo.

África tiene la cadera rota y una enfermedad rara, pero resulta ser inmune a los petardos del 15 tirados por chicos de ojos verdes. Quizá es un superpoder que adquirió de pequeña en Marruecos, donde nació, o un efecto del tratamiento que recibe. Quizá deberíamos decírselo a las enfermeras que hacen guardia en el mostrador de control del pasillo principal, ajenas a lo que está sucediendo en la habitación 23 del martillo.

—De pequeña. Lo conocí de pequeña, en la parroquia, en la catequesis, a través de mis padres. No sé. Desde siempre.

El petardazo en forma de pregunta arrojado por mi acompañante me hace pensar. Recordé entonces, y muchas veces después, aquellas palabras de Benedicto XVI: «la fe no es fruto de una decisión ética, nace del encuentro con una persona, con Jesucristo».

Pablo, en realidad, no estudia Económicas a trancas y barrancas en Alcalá. Es doctor en Teología por la Gregoriana. Si no lo es, deberían hacerlo *honoris causa* y yo iría a la ceremonia con África.

Pablo todavía no lo sabe, pero me ha dado una lección de fe.

HOUSE, KAMIKAZES Y JEHOVÁ

Este sábado se han apuntado Jorge y su novia María. Jorge, un chico alto y desgarbado, fue alumno mío. Lleva años peleándose con la carrera de Farmacia, que está deseando terminar. Conoce bien los hospitales porque va por su séptimo neumotórax. María es una andaluza muy graciosa que prepara abogado del Estado, a la que no pregunto por el estado de sus pulmones.

Vamos a visitar a Julián. Entramos en su habitación y nos encontramos a un hombre sonriente, diabético, al que, por una cura mal hecha —eso nos cuenta— han tenido que amputarle la pierna por encima de la rodilla. Ha ingresado porque, a causa de una bacteria, han tenido que amputarle un trozo más.

—Fui guardaespaldas y luego conserje en una urbanización —nos cuenta mientras acaricia su muñón—. A veces me duele la rodilla que no tengo, voy a tocarla y resulta que no hay nada, claro. Otras siento que me quema el pie que tampoco tengo. Es el dolor del miembro fantasma.

Se trata de un síndrome conocido por la literatura médica. Le cuento que, en un capítulo de *House*, al vecino del protagonista, un veterano de Vietnam donde perdió un brazo, le sucede lo mismo. House le amordaza, le obliga a meter el brazo izquierdo y el muñón del derecho en los agujeros de una caja dividida por un espejo. El reflejo del brazo izquierdo ocupa el lugar del no-brazo derecho. House le fuerza a mirarlo y de golpe retira el espejo. El cerebro de su vecino sufre una especie de cortocircuito y el dolor desaparece por ensalmo, al asumir, por fin, la falta del brazo derecho. No debería doler un miembro del que careces.

Después de contarlo me arrepiento. Julián es un veterano de la vida, no ha perdido la pierna por la metralla de ninguna granada, como el vecino de House. Además, dudo de la eficacia terapéutica de la caja con el espejo. Creo que no le recomendaría a la enfermera que repita este experimento con él.

Después de un rato de conversación en la que María lleva la voz cantante —es lo bueno de hacer este voluntariado con una andaluza que prepara oposiciones— nos dirigimos a otra habitación.

Buscamos a Juan Carlos, pero le han dado el alta y, en su lugar, nos encontramos a Joaquín, un navarro ingresado por una neumonía. Su mujer fue una de las primeras en fallecer durante la pandemia. Tiene una hija discapacitada. Hace años ella y su hermana impactaron contra un kamikaze que recorrió 100 km de la A6 en dirección contraria. Chocó con cuatro coches. En uno de ellos iban las dos hijas de Joaquín. Una falleció en el acto y la otra quedó paralítica. El conductor era un esquizofrénico que había escapado de algún centro psiquiátrico. Le condenaron por homicidio y lesiones y a los dos años salió a la calle.

Si Joaquín estuviera ingresado en una habitación del ala sur, podría ver la A6 y recordar con amargura aquel accidente, pero, gracias a Dios, está en el ala norte y su habitación da casi a un patio interior.

Esta vez María habla menos y Jorge observa mientras, de vez en cuando, resopla hacia arriba para retirarse el flequillo que le cae sobre los ojos. Joaquín nos agradece mucho el rato que hemos pasado con él. Nos despedimos y vamos a ver a Rosario, una señora mayor que ha pedido acompañamiento.

Damos con una anciana encantadora con la que María, benditas andaluzas, sintoniza rápidamente.

Yo saludo a la paciente de la cama más próxima a la ventana, la 22 en la terminología hospitalaria. Nos presentamos. Se llama Esther, tiene 76 años y es de Aldeanueva de la Vera, un pueblo extremeño, famoso por su fuente de ocho caños.

Busco una foto en internet y se la enseño en el móvil.

—Veo muy mal, hijo, tengo coma en los ojos.

Le enseño otra foto de los voluntarios que hemos venido esta mañana.

—Ay, hijo, qué pena la coma que no me deja ver bien.

Tardo unos segundos en comprender que, en la variante dialectal que se habla en Aldeanueva de la Vera, «coma» no designa el signo ortográfico, sino una enfermedad que daña el nervio óptico, generalmente por exceso de fluido, o sea, un glaucoma.

Esther tiene glaucoma y por eso a duras penas reconoce la fuente de ocho caños de su pueblo o la cara de los voluntarios que le acabo de mostrar. Además, ha sufrido tres infartos y tiene que colocarle un *stent* —endoprótesis vascular, lo llaman en Aldeanueva— en la arteria.

—Somos voluntarios de la capilla —le digo, para continuar la conversación.

Se pone algo rígida en la silla y le cambia la cara. Me preocupa que sea el aviso de un cuarto infarto, de un preinfarto en el mejor de los casos.

—¿Sabe qué pasa? Que soy testigo de Jehová desde hace 48 años y ya sé lo que me va a contar.

Es el mundo al revés. Un católico asediando —así debe percibirlo ella, que se ha puesto tan a la defensiva, aunque por mi parte no suelo asediar a nadie, menos a señoras extremeñas de 78 años que hablan un dialecto que apenas entiendo y que, por si fuera poco, ha sufrido tres infartos y tiene glaucoma, no en uno, sino en los dos ojos— aunque sea de modo fortuito, inopinado, a una testigo de Jehová.

El ejemplar de la revista *¡Hola!* que descansa sobre la cama me saca del apuro.

—Hablamos de lo que quieras, de lo que cuenta el *¡Hola!* esta semana.

Quizá el glaucoma de Esther no es tan severo y le permite ver las fotos de los famosos que aparecen en la revista o, al menos, percibir el glamour que desprende sus vidas, sus lujosas casas y mansiones, que resultan tan inalcanzables desde la habitación del hospital en que nos encontramos.

Recuerdo que los testigos de Jehová no pueden recibir transfusiones de sangre. McEwan, unos de mis autores favoritos, publicó hace unos años una novela fantástica, «La ley del menor», sobre una jueza que tiene que decidir si obliga a un menor testigo de Jehová a recibir una transfusión de sangre sin la cual morirá irremediablemente. No es el momento de hacer *spoiler* ni de comentar la novela con Esther. Sospecho que no habrá podido leerla por su enfermedad ocular y que el argumento no es de su agrado. Le pregunto si puede recibir transfusiones, albergando la esperanza de que a las extremeñas de más de 75 años, por ejemplo, se lo permitan.

—Vamos a ver —responde—. ¿Usted lee la biblia?

—Mmmm, poco, la verdad —contesto, para mentir sin falta mucho a la verdad.

Desde hace más de treinta años leo diariamente cinco minutos el Nuevo testamento y he estudiado un par de asignaturas de Sagrada Escritura, pero a Esther, que debe ser cinturón negro de biblia —

según una tabla mental rápida de correspondencias que me he hecho artes marciales -Sagrada Escritura— eso debe parecerle ridículo.

—Sin leer la biblia no se puede servir a Jehová —sentencia—. Vosotros venís aquí con vuestra mejor intención y buen corazón, pero no leéis la biblia. No sabéis servir a Jehová.

Se declara la apertura del primer concilio ecuménico del Clínico. Mientras Esther ensarta una serie de versículos sobre la sangre sacrificada a los ídolos, me explica que no somos dueños de nuestra sangre, y me acusa de adorar a las imágenes. Y dice Jeremías que el que obra así es como un espantapájaros en un pepinar. Me cuesta seguir el razonamiento, si es que lo hay. Recita los versículos con la misma rapidez que María los artículos de la ley Hipotecaria que ahora está estudiando. Aunque María es de Huelva y tiene algo de acento, se le entiende mejor que a Esther.

San Pablo, con un tono de arenga militar, anima en su carta a los efesios a que tomen el escudo de la fe, el yelmo de la salvación y la espada de la palabra de Dios. Esther lo ha interpretado al pie de la letra —como me temo hace con toda la biblia— y, a duras penas, logro esquivar los mandobles que me asesta desde el sillón en el que se encuentra, mientras pienso que no le falta algo de razón.

Ignorar las escrituras, las auténticas, las inspiradas, no la versión *fake* que se sabe de memoria, es ignorar a Cristo.

—Claro, Esther —no voy a polemizar con ella, no vamos a celebrar ningún concilio ecuménico esta mañana en la habitación 304, planta 3, ala norte del Hospital Clínico San Carlos—. ¿Aquí puedes leer la biblia?

—No puedo —de nuevo el glaucoma—, pero tengo audios.

—Buenísimo.

Entra una enfermera con la bandeja de comida y se la acerco. Me pide que le llene un vaso de agua.

María y Jorge continúan hablando con la paciente de la cama doce.

—Que te mejores Esther —le digo.

—Gracias, muy amable.

Y salimos los tres al pasillo donde les cuento mi conversación con Esther.

Me da pena Esther. Me apena su glaucoma, sus infartos y su ignorancia, una enfermedad a veces más difícil de curar que las dos primeras.

Dios no nos ha dado solo la Sagrada Escritura. Resulta que también nos ha dado una familia en la que leerla: la Iglesia. Quien a vosotros escucha, a mí me escucha, dice a sus apóstoles. Por supuesto que la biblia es la palabra de Dios. Lo suscribo sin ser testigo de Jehová, al menos no soy consciente de haber apostatado. Me acuerdo de las palabras de Jesús: ¿quiénes son mi madre y mis hermanos? Los que escuchan la palabra de Dios y la cumplen, esos son mi madre y mis hermanos.

UNA MÍSTICA ERITREA

Martha es la primera persona nacida en Eritrea que conozco.

Etiopía la ocupó en 1952. Diez años más tarde la declaró provincia suya y los eritreos respondieron con una guerra que se prolongó 30 años, la más larga del continente africano. Mientras reinaba en Etiopía Haile Selassie, el gobierno norteamericano le ayudó a combatir a los eritreos y cuando Mengistu tomó el poder lo relevaron los rusos.

Martha nació en Asmara, la capital. Nunca he estado allí, pero me fío de Kapuncinski cuando en *Ébano,* una colorida crónica de África, la describe como «hermosa, de arquitectura italiana, mediterránea, y con un magnífico clima de eterna primavera, cálida y soleada». Para salvarse del napalm que usaba el ejército etíope, los compatriotas de Martha construían refugios, pasillos y escondrijos bajo tierra. En su Estado subterráneo tenían escuelas y hospitales, tribunales, talleres y armerías.

EEUU se redime, parcialmente al menos, acogiendo a la familia de Martha como refugiados políticos cuando ella tenía 18 años. Ahora tiene 50 y trabaja como asistente social en Dayton, Ohio, donde no reina un clima eternamente primaveral, pero tampoco suelen arrojar napalm. Todo tiene sus pros y sus contras.

En agosto de 2024 vino a España de vacaciones con su familia. Al poco de llegar empezó a encontrarse mal. Pensaron que sería el cansancio del viaje, el cambio horario o de dieta. Fue a urgencias y le ingresaron. Terminaron diagnosticándole un melanoma metastásico. Una hermana suya se quedó en Madrid y el resto de la expedición, compuesta por otros hermanos y alguna cuñada, volvió a casa.

Me imagino a Martha andando por aquellos túneles subterráneos de su país. En un recodo del camino se equivoca, el GPS enloquece, el mapa se retuerce sobre sí mismo. Termina arrastrada por la fuerza de la fatalidad, de la penuria, del dolor, hacia otro túnel, el que perforaron los milicianos debajo del Clínico para volar el ala ocupada por los sublevados, y termina desembocando en la habitación en la que se encuentra ahora preguntándose cómo ha podido acabar allí.

Cuando entramos, una enfermera que no habla ni inglés ni eritreo, estaba tratando de saber cuánto tiempo llevaba ingresada.

—*Two months* —nos dice Martha con una voz que suena como la brisa de un atardecer.

Está sentada en un sillón de skay azul pitufo, con dos almohadas a la espalda y una toalla sobre las rodillas. Una venda cubre parte de su brazo izquierdo y en la muñeca derecha lleva una tira de papel blanca con su nombre y número de paciente. Quizá es la primera enfermera eritrea que pisa el Clínico y le han concedido una distinción.

Martha tiene el físico de una corredora de maratón. Parece que en cualquier momento pudiera echar a correr, librándose de la bata azul que la envuelve, y llegar hasta la Casa de Campo, para unirse allí a alguno de los grupos de atletas que a estas horas del día entrenan por las pistas. Sin embargo, su actividad física reciente se reduce a un pequeño paseo que dio el día anterior apoyándose en un voluntario.

Martha sonríe. Al hacerlo muestra una dentadura blanca perfecta que resalta sobre su tez negra. Si la sonrisa tuviera efectos terapéuticos, hace tiempo que se habría curado y habría vuelto a Dayton a pasear por el *Hills & Dales MetroPark,* que está a 45 minutos de su casa.

Martha es evangélica.

—No tengo miedo a la muerte. El amor de Jesús es más fuerte que la muerte. Si me muero, me voy con Él, sino Él sigue a mi lado —dice sonriendo.

María y Miguel, una psicóloga madrileña y un estudiante de ADE chileno que me acompañan este sábado por primera vez, me miran fijamente y parpadean.

Si San Justino hubiera venido con nosotros esa mañana al voluntariado —algo complicado teniendo en cuenta que murió mártir en el año 168 muy lejos, además, del Cerro del Pimiento en el que nos encontramos—, hubiera reconocido en aquellas palabras algo más que las semillas del Verbo de las que hablaba. Estábamos ante maduros frutos del Verbo, de la segunda persona de la Santísima Trinidad, en el alma de una mujer no católica.

Martha vuelve a sonreír y añade:

—Behold the lamb of God...

Me cuesta un poco entender el inglés de Ohio hablado por una nativa eritrea, pero reconozco la frase: Este es el Cordero de Dios que quita el pecado del mundo.

—Martha, los católicos repetimos esa frase cada vez que vamos a Misa. *You are almost catholic* —le digo.

—La sangre de Cristo nos limpia, nos purifica —continúa, sonriendo de nuevo.

Estamos asistiendo a las revelaciones de una mística; quizá la primera mística eritrea —de Asmara, por si fuera poco—, de la historia del cristianismo que con 18 años se instala en Dayton huyendo de una guerra que asolaba su país.

En su cuerpo frágil y quebrado es la encarnación de la fe y la confianza en Dios.

Llaman a la puerta y entra su hermana de nombre impronunciable. Se parecen mucho aunque tiene más pelo y no está tan delgada.

—Los voluntarios sois nuestra familia española. *You are so kind!* Estamos muy agradecidas.

Es casi la una y llega el celador con la comida para las dos hermanas. Un olor a manzana asada invade la habitación. Prometemos volver la semana próxima. Quizá le pida la pulsera y me la guarde con una reliquia antes que abandone el hospital y regrese a su pueblo.

Tardé tres semanas en volver. En el mostrador del control me encontré a la misma enfermera que no hablaba ni inglés ni eritreo, ni siquiera uno de ellos con acento del otro.

—El jueves le dieron el alta a Martha. Se vuelve a su casa. Aunque, no te engañes, vuelve a lo que vuelve... —me dice mientras manipula una bolsa de plasma.

Tal vez Martha no corra maratones, ni vuelva a pasear entre los robles blancos y rojos del parque que tanto le gusta, pero es una atleta de Dios. Como decía San Pablo de sí mismo, ha peleado el noble combate, ha alcanzado la meta —está a punto, al menos, de alcanzar la definitiva, ante la cual todas las demás son solo parciales, ambulantes— ha guardado la fe.

EDUARDO Y ALINA

Un sábado de abril entramos en la habitación de un paciente que había solicitado acompañamiento. Le habían dado el alta y, en su lugar, nos encontramos a Eduardo. Me impresionó su envergadura, era muy corpulento, y su cabellera abundante y blanquísima. Lucía un poblado bigote, blanco también. Estaba recibiendo quimio por un feo cáncer de vejiga.

Al enterarse de que yo era abogado, me contó que en 2020 estuvo ingresado una semana por covid. Tras dos semanas le dieron el alta y días después recibió una factura de 8.457€, girada por el Departamento de facturación del Hospital. Cobraba una pensión de 600€.

Eduardo estaba afiliado a la Seguridad Social, tenía su tarjeta sanitaria en vigor y, aunque casi toda su vida laboral había cobrado en negro como periodista *free lance,* al menos había cotizado un año.

Más tarde le llegó una providencia de apremio y le acabaron embargando 2.725€.

Pude comprobar esta información días más tarde cuando su mujer, Alina, me mandó la documentación para que les ayudara a deshacer el entuerto.

Alina era ucraniana y llevaban casados 25 años. Trabajaba como limpiadora en una empresa de servicios aunque había pedido la baja para poder cuidar a su marido.

Eduardo era víctima de un error del sistema. Su madre, funcionaria, tenía MUFACE. Quizá fue beneficiario del seguro materno y ninguna empresa para las que trabajó legalmente le dio de alta en la seguridad social.

Eduardo no tenía fuerzas para pelear contra la Tesorería General de la Seguridad Social. Concentraba sus energías en vencer el cáncer, y Alina no sabía por dónde empezar. Su compatriota Zelenski tendría más posibilidades de llegar a un acuerdo de paz con Rusia, que ella de ganar un recurso ante la administración por ingresos indebidos, tras acreditar el derecho de su marido a recibir atención sanitaria del Sistema Nacional de Salud.

Eduardo estuvo ingresado varias semanas. Traté de ayudarles con los trámites burocráticos. No podían hacerlo *online* porque no tenían el certificado digital necesario. Y para hacerlo presencialmente era preciso pedir cita a través de una web que exige certificado digital. Era un bucle maldito y desesperante para una mujer ucraniana que solo vivía para atender a su marido enfermo.

Conseguimos al fin una resolución de la Seguridad Social que reconocía el derecho de Eduardo a recibir atención médica aunque dudábamos de que se aplicara retroactivamente. El Clínico no forma parte de la red de hospitales de MUFACE en la que tenían que haberle ingresado para evitarse el susto de los 8.457€. Pero todo esto lo supo después. Por lo menos, logramos evitar una factura de 30.000€ por el tratamiento oncológico.

A lo largo de aquellas semanas fui a verle con distintos voluntarios.

—¿De dónde sacas estos chicos tan majos? —me preguntaba—. Da gusto hablar con ellos.

En junio estuve en el santuario de Torreciudad y le mandé una foto de la Virgen diciendo que rezaba por él.

En una de estas conversaciones telefónicas le pregunté si le gustaría recibir la unción de enfermos.

—¿Eso qué es?

—La extremaunción —le contesté.

—No, todavía no. Yo rezo todos los días mis oraciones.

Era la primera declaración de contenido religioso que le escuchaba.

—Qué bueno —le dije—. ¿A algún santo de tu devoción?

—A la Virgen, yo le rezo a la Virgen.

—Pues entonces, ella te ayudará.

Antes del verano, Alina me contó que les había llamado el oncólogo para decirles que suspendían el tratamiento —no estaba dando resultado—, y que le derivaban a cuidados paliativos que podría recibir en casa.

No volví a saber más de aquella pareja. Dejaron de contestar mis mensajes. Me seguía acordando de rezar por ellos de vez en cuando. Me hubiera gustado ir a su casa —sabía dónde vivían, lo había visto en las facturas que me habían facilitado y, además, me habían invitado— para llevarle un escapulario de la Virgen.

Un sábado de octubre vinieron conmigo dos voluntarios nuevos. Visitamos a varios enfermos y, al ver que se manejaban, decidí ir con Tomás, un amigo mío que aquel sábado había venido con María que semanas después se convertiría en su novia. Entonces era *work in progress*.

Le llamé y me dijo que estaban en la 3ª sur. Bajé dos plantas de la norte y crucé a través de uno de aquellos larguísimos y desiertos pasillos, sintiéndome un figurante de *The Walking Dead*.

En aquella planta ya no había ningún enfermo que visitar y subimos a la 4ª. Preguntamos en un control de enfermería donde nos dijeron que no había nadie solo. Decidimos preguntar en el control del otro extremo del pasillo. Un celador nos dijo que habláramos con Amalia, la enfermera responsable de aquella zona. Nos dijo que todos sus enfermos —se reparten las habitaciones— estaban acompañados y charlamos sobre el voluntariado y la capellanía que ella conoce. Cuando nos íbamos a ir le pregunté qué planta era aquella.

—Paliativos.

Paliativos. Amalia había dicho paliativos. Eduardo no tenía por qué estar ingresado. La última noticia que tuve era que estaba en casa. Sin embargo —no sé por qué, entonces todavía no lo sabía—, pregunté:

—¿Está ingresado Eduardo U.?

—El jueves ingresó un Eduardo, pero no sé cómo se apellida —dijo Amalia.

—¿Su mujer es ucraniana?

—Sí —contestó perpleja.

—Me gustaría verle.

Pensaba que éramos la respuesta de la Virgen a las oraciones de Eduardo. Aquel descubrimiento solo podía ser fruto de la providencia. Yo no sabía que Eduardo estaba ingresado, estaba en la otra ala del Hospital. Tomás y María, que también formaban parte, sin saberlo, de aquel *pinball* divino, estaban en el ala sur; a mitad de mañana decidí ir con ellos, preguntamos a varios sanitarios —más piezas del *pinball*—, terminamos en Amalia a la que le pregunté el servicio de la planta, me acordé de mi amigo Eduardo y resulta que sabe que hay uno ingresado,…

Fui pensando en esta cadena de «casualidades» mientras les contaba la historia a Tomás y María, que me acompañaban a la habitación.

Entramos.

Amalia había debido confundirse.

Aquel paciente no era Eduardo. No era corpulento, ni tenía una abundante cabellera, ni lucía un poblado bigote blanco.

Desconcierto.

Desilusión.

La máquina de *pinball* se había tragado todas las bolas y no habíamos ganado el premio que acariciábamos.

Me fijé en la manta sobre la cama. La manta a cuadros verdes y rojos que cubría a Eduardo cuando le conocí meses atrás en oncología. Era la misma. Y la mujer que estaba a su lado, en la misma posición en que la vi la última vez, de pie, junto a la cama, era ucraniana y se llamaba Alina.

Era Eduardo, hinchado por los corticoides, sin pelo y sin apenas bigote, que asombrado abrió los ojos cuando nos vio entrar a los tres.

—¿Pensabas que te ibas a librar de mí tan fácilmente, eh, Edu?

No contestó.

Alina también nos miraba atónita desde el otro lado de la cama. Éramos como una aparición en mitad de la pesadilla de un cáncer que estaba llegando a su fin, cobrándose la vida de Eduardo que tosía sin poder hablar. Le hizo un gesto a Alina para que subiera la cama.

—Vicente, no tengo nada que contarte —dijo, con un hilo de voz.

—No hace falta que me cuentes nada, no te preocupes.

Se lo presenté a Tomás y a María como un periodista de raza. Sus labios esbozaron una sonrisa bajo el bigote ahora venido a menos.

—El tratamiento más eficaz sería que Sánchez dimitiera.

—Ya me da igual —dijo Eduardo, y cerró los ojos.

Debía estar realmente mal para que aquello no le importase.

Le volví a dar mi teléfono a Alina. Me explicó que, al cambiarse de móvil, había perdido sus contactos.

Nos despedimos.

Volviendo a casa llamé a D. Javier que esa mañana estaba de guardia. Le resumí la historia de Edu y le animé a que le diera la unción, aquella que meses atrás me dijo que no quería recibir todavía.

Le volví a preguntar por la tarde y me dijo que Alina no quería que la recibiera. Le daba miedo que se asustara, o le asustaba que le diera miedo ver entrar a un sacerdote católico en su habitación dispuesto a darle los óleos.

Al día siguiente lo intentó otro capellán y la respuesta fue la misma. Como es natural, aunque doloroso, respetaron la decisión de Alina.

Las acciones de Cristo nos llegan a nosotros a través de los sacramentos. Jesús, que curó a tantos enfermos, sigue curando hoy a través de ellos las peores enfermedades que son las del pecado.

El sábado siguiente fui directo a buscar a Amalia que trabaja todos los fines de semana y le pregunté por Eduardo.

—Falleció el jueves por la noche. Fue horrible. Comenzó a gritar: «socorro, me muero, socorro, me muero». Le sedaron, avisaron a su mujer y murió.

Quizá no tenga mucha fundamentación teológica, pero pienso que igual que se habla de un bautismo de deseo, podría entenderse que hay una unción de enfermos de deseo. Si Eduardo hubiera conocido los efectos de este sacramento, que yo no supe explicarle bien, si hubiera compartido esa explicación con Alina, seguro que hubiera podido recibirlo.

Estoy seguro de que la Virgen, a quien rezaba todas las noches desde niño, a pesar de su escepticismo, pidiéndole que rogara por él en la hora de su muerte —eso dice el avemaría—, le habrá escuchado.

VOLUNTARIOS

LUIS

No supe en qué consistía un concurso ruso de tortas estoicas hasta que entramos en la habitación de Mariano que estaba viendo uno en un canal de *Youtube*.

Unas semanas antes, Álvaro, primo de Sol, mi mujer, vino a cenar a casa. Entonces solo teníamos dos hijos y hablamos, sobre todo, de posibles colegios, del estado de la educación, de los problemas que afrontábamos como matrimonio joven. En fin, los típicos temas de los que hablas cuando viene a cenar a casa el primo mayor de tu mujer. En los postres nos contó que había empezado a participar en un voluntariado los sábados por la mañana en el Hospital Clínico y me animó a ir.

A Sol no le costó mucho darme permiso; unos años más tarde con cuatro hijos, el mayor de cinco años, ni siquiera aquella actividad filantrópica y humanitaria me hubiera excusado de mis deberes familiares un sábado por la mañana.

Se lo dije a mi hermano Íñigo que, por aquel entonces, estaba pasando un momento difícil. Había dejado a su novia —«se habían dado un tiempo» es el eufemismo, «crónica de una muerte anunciada» en román paladino— después de muchos años y pensé que le vendría bien dedicar tiempo a los demás y conocer gente dispuesta a emplear dos horas de su fin de semana en acompañar a enfermos ingresados en el Hospital.

Fui asignado al grupo de Álvaro. A Íñigo le tocó ir con dos voluntarios *random*. Álvaro e Íñigo coincidieron en mi boda pero no se conocían.

El caso es que Mariano no estaba ingresado por haber sufrido una contusión fruto de un tortazo. Tenía cáncer. Nos contó que era taxista, que habían intentado atracarle varias veces —se había defendido—, que tenía una hija y que le gustaba leer. Recuerdo que fue una de las primeras personas a las que oí hablar de *Juego de tronos*. Álvaro le dijo que no lo había leído —algunas pelis primero han sido libros— porque no le gustaba la violencia y el sexo gratuito y que prefería *El Señor de los anillos*, a lo que Mariano contestó:

—Tú, voy a decirte una cosa: Franco ha muerto, compañero.

Supongo que el subtexto de esa afirmación era la censura, los dos rombos, la libertad de expresión y etc., pero no me pareció oportuno pedir aclaraciones.

Al final de la mañana le mandamos la foto del grupo de voluntarios de aquella jornada y nos contestó: «Viéndoos a vosotros entiendo una de las mayores paradojas de la vida: el cáncer tiene una cara amable. Gracias por lo que hacéis».

Después de estar con Mariano fuimos a ver a Salvador. No recuerdo por qué estaba ingresado. Recuerdo que había sido cocinero. Vivía cerca de una casa de las *sisters* de la Madre Teresa y durante años se levantó a las 5:30 de la mañana para pasar por la casa de acogida de las monjas y preparar la comida que horas más tarde repartirían a los *homeless*, técnicamente personas en situación de calle.

Álvaro conocía ese centro en Madrid y además había organizado un voluntariado en la casa que las *sisters* tienen en Tánger.

—Lo conozco, dijo Salvador. Admiro a esas monjas. También he estado en Calcuta con ellas.

—Calcuta —exclamé.

En ese momento, como si estuviéramos en mitad de una película de Almodóvar —que grabó algunas escenas de «Los abrazos rotos» en este hospital— apareció por la puerta una chica india. No llevaba sari naranja ni un lunar en la frente, pero era evidente su procedencia.

Mi mente analítica de ingeniero comenzó a analizar todas las explicaciones posibles. Era bastante improbable que se tratase de un extra perdido de aquel largometraje por tres motivos. Primero, la cinta se rodó en 2008, hacía por tanto, once años, demasiado tiempo para que una actriz deambulara por los pasillos del hospital sin que nadie reparase en su presencia. Segundo, «Los abrazos rotos» es una historia de amor loco que no está ambientada en la India. Tercero, las escenas se rodaron en la zona de acceso de la puerta A y en el área de consultas del ala sur, y nosotros estábamos en la quinta planta del ala norte. Me sentí incapaz de encontrar una explicación lógica a aquella aparición. Tampoco era posible que se tratase de una enfermera disfrazada de india, ni de una voluntaria: no recordaba haberla visto entre el grupo de la foto que nos habíamos hecho una hora antes.

Resultó ser la legítima esposa de Salvador a quien había conocido, precisamente, en una de sus estancias en Calcuta.

Arya, que así se llamaba, se sentó en el sillón libre y se unió a la conversación, a lo que quedaba de ella tras su multicultural entrada en escena.

Salvador prosiguió contándonos sus dolencias.

—A veces, parece que Dios se olvida de nosotros —dijo.

—Salva, no digas eso —intervino Arya—, Dios es nuestro amigo. Los que a veces nos olvidamos de él somos nosotros.

Arya no era hinduista o sij. Arya era una ferviente católica. Me conmovió la firmeza y la dulzura con la que pronunció esas palabras.

No solo es nuestro amigo, podía haber seguido diciendo. Dios es un padre con entrañas de madre, afirmaba San Juan Pablo II. No es un relojero que haya puesto el mecanismo del mundo en marcha y se haya olvidado; es más bien un jardinero que cuida de sus plantas con inmenso cariño: de Salvador, de Álvaro, de Arya, de los millones de indios que viven en la India, de los miles de millones de *homo sapiens sapiens* que han poblado la tierra a lo largo de toda la historia, incluyendo a Sol que estaba en casa con nuestros hijos, y de mí. No hay castas, hay una única familia que es la de los hijos de Dios.

La luz del sol que entraba por la ventana se había desplazado de la cama en la que estaba Salvador a la pared en la que nos apoyábamos. Llevábamos un rato hablando y el tiempo se nos había pasado volando.

Nos despedimos de aquel matrimonio evangelizador —evangelizador sin pretenderlo, con sus vidas y con la naturalidad con la que vivían la fe—, y volvimos a la capilla con el resto del grupo.

Devolvimos las batas y salimos a la calle por la puerta G. El ruido de los coches, la sirena de una ambulancia, el aire frío del invierno me devolvieron al lugar en el que estaba. La tradición era que los voluntarios se tomasen una cerveza en el bar de enfrente, donde comentan sus impresiones. Allí presenté oficialmente a mi hermano Íñigo a Álvaro.

ÍÑIGO (I)

Cuando conocí el voluntariado del Clínico tenía 29 años. Era —y considero que sigo siéndolo— una persona completamente normal: me gustaba hacer planes pero sin salirme demasiado de mis rutinas, con sentido del humor, religioso, pero tampoco demasiado. Y lo cierto es que las cosas me iban bien, bastante bien.

Trabajaba en un prestigioso despacho de abogados, en el departamento en el que quería entrar cuando acabé la carrera. Tenía un muy buen sueldo, unos jefes que reconocían mi esfuerzo y dedicación, y trabajo, mucho trabajo.

Tenía también a mi novia-de-toda-la-vida. Pero no una novia cualquiera. Una chica de esas que, como le dije a mi hermano antes de empezar con ella: «son para una relación larga». Una chica con valores, que se hace respetar, inteligente, paciente, cariñosa. Un 10 en toda regla, vamos. Por aquel entonces llevábamos ocho años saliendo.

El mes de julio de 2019, como es normal para un fiscalista, fue muy duro: era un *sprint* por presentar el Impuesto de Sociedades en plazo y, al mismo tiempo, dejar cerrados todos los asuntos antes de hacer la maleta y poner rumbo a donde fuera. Aquel año no fue distinto, como tampoco lo mucho que me costó adaptarme a pasar de cien a cero durante los primeros días de agosto, cuando ya estaba en Santander con mi queridísima novia y toda su familia.

Fueron días complicados en los que, sinceramente, no me aguantaba ni yo. Mi frase favorita era: «hago lo que me da la gana porque con todo lo que trabajo me he ganado el derecho a disfrutar de mis vacaciones». Nadie me entendía. Ni yo mismo. Y claro, en este estado tardé muy pocos días en decirle a mi novia que yo me volvía a Madrid, a lo que añadí un «y durante este mes de agosto preferiría que nos demos un tiempo». Aquí empezó, creo, mi odisea hasta donde estoy hoy: casado con mi novia de entonces, con mi novia-de-to-da-la-vida, y trabajando en el despacho que tanto me gustaba y me gusta. Perdón por el *spoiler*.

A mi vuelta a Madrid me encontré solo, normal, siendo agosto, y con mucho tiempo libre por delante. Unos días con ese plan están muy bien, pero un mes entero puede ser demasiado. Quizás por eso me vino a la cabeza el que iba a ser mi planazo del verano: hacer el Camino de Santiago solo.

Y así lo hice.

Probablemente este viaje daría para una historia independiente pero me limitaré a decir que fueron cuatro o cinco días de mucho silencio y meditación, interrumpidos por algún diálogo espontáneo que mantuve con un viejo amigo al que hacía tiempo que no visitaba. Fue también un tiempo de reflexión; dicen que el Camino habla. En el corto plazo no produjo demasiados frutos, pero sembró en mí el germen de una necesidad: la de aprender a estar conmigo mismo.

En aquel momento, culpaba a todo y a todos de lo que me pasaba. A mi trabajo por asfixiante. A mi relación por monótona. A mi familia por pesada.

Recuerdo que mi madre, que como buena madre conoce perfectamente a sus hijos, llegó a preguntarme después de una reunión familiar: «¿Te pasa algo? Estás amargado». No recuerdo cuál fue mi reacción. Seguramente me hiriera en lo más profundo. Mi madre siempre ha tenido ese don para saber decir las palabras justas en el momento adecuado y tocarte la fibra sensible. En la superficie posiblemente me saliera un: «qué sabrá esta mujer lo que me pasa».

Y entonces llegó septiembre y todos volvimos a nuestra rutina. La del trabajo asfixiante, la relación monótona y la familia pesada. Pero a todo ello se iba a unir una nueva circunstancia, una que haría que todo saltara por los aires o quizás simplemente me sirvió como excusa para conseguirlo: mi novia se iba de erasmus seis meses.

Y así fue. Recuerdo que vino a la boda de un amigo mío en Mérida a principios de octubre y, desde entonces, pasó tan solo un mes hasta que yo solito pusiera fin a nuestra relación de nada menos que ocho años. Decisión que ella acató —me consta que no sin pasarlo mal— y respetó en todo momento.

LUZ

Por aquel entonces, a Íñigo y a mí nos unía el desamor: él había dejado a su novia y yo acababa de romper con mi novio después de una relación de ocho años y medio. Era una situación muy dura para mí y no me acostumbraba a la ausencia de un chico con el que casi me había criado, por decirlo de alguna manera. Estaba tristísima.

Un día, hablando con Íñigo, al que conocí en la uni, le comenté que me apetecía hacer alguna actividad de voluntariado; seguro que me venía fenomenal en aquellas circunstancias. Me ofreció ir al «Clínico». Durante varios fines de semana le dije que no podía porque tenía otros planes; yo estaba en un momento de salir bastante, de evadirme, en el fondo. Como el voluntariado era muy por la mañana los sábados, no me venía bien. Un jueves me escribió diciéndome que sí o sí tenía que ir.

Ese viernes decidí no salir para estar en condiciones de acompañarle al día siguiente. Fui. Me conmovió muchísimo, me gustó la experiencia aunque me pareció súper dura. Recuerdo que solo lloraba con mi madre contándole lo que habíamos hecho. Y mi madre me decía: «Hija, es que no sé si te merece la pena ir, porque a tu drama personal se le juntan los dramas de los enfermos; no sé si estás en el mejor momento».

Y yo decía: «Mamá, es que te prometo que da igual que llore, porque me siento súper bien. Aunque llore, no son lágrimas de tristeza, sino que realmente me siento bien. Pienso que a esa gente, que lo está pasando tan mal, le regalamos unos minutitos de no estar centrados en su problema y hablar de otra cosa; que se olviden de cómo están por un rato. Solo eso ya me merece la pena».

Me gustó mucho la dinámica, aunque me pareció muy dura, pero bueno, fue una muy buena experiencia.

A finales del mes siguiente, Íñigo me volvió a invitar y yo acepté. Creo que era la tercera vez que iba. Aquel sábado diluviaba. Fui en coche y no encontraba sitio por ninguna parte. Di setecientas vueltas. Imposible encontrar un hueco. Dije: «Bueno, mira, última oportunidad: si no encuentro sitio de esta, me voy a casa». Y justo cuando lo dije, un coche estaba desaparcando. «Venga, pues ya me quedo».

Aparqué. Llegaba tarde. Fui volando al punto de encuentro en la puerta G. Allí no quedaba nadie, ni Íñigo ni nadie. Ya había empezado la actividad. Subí corriendo los cuatro tramos de escaleras hasta la capilla. Me acuerdo de que iba con el pelo hipermojado porque no tenía paraguas ni nada, un día horrible. Llegué casi sin aliento y me dijeron: «Te pones en este grupete con Íñigo, otro chico llamado Santiago y tú». Y yo: «Vale, genial».

Empezamos la ronda por las habitaciones. Yo todavía estaba muy temblorosa. Me encantaba estar con los enfermos, pero no sabía muy bien cómo interactuar con ellos. No les quería preguntar por sus enfermedades; tampoco sabía muy bien qué más temas de conversación podía sacar. Me acuerdo de que estuvimos con una abuelita que se llamaba María Luisa. Nos estuvo poniendo en el móvil jotas que ella recordaba de su infancia. Santi llevaba la voz cantante todo el rato. Y yo pensé: «Qué tío más simpático, o sea, qué buena gente, que está aquí liderando un montón, animando a esta señora, no sé, muy sensible, muy mono: qué tío más guay».

Además, obviamente, me pareció un chico muy guapo. Qué buen tío.

Al salir le pregunté a Íñigo, así, sin más: «Oye, y este chico, Santi, ¿quién es?». Me dijo que era gracioso porque a su hermano Luis le había presentado a su mujer, o algo así. Entonces, claro, yo en plan: «Ah, bueno, que está casado. Pues ya está». O sea: fuera de mi ámbito de actuación. Así quedó la historia.

Yo volví al voluntariado una o dos veces más antes del covid y Santi no volvió. Ese día ni siquiera me pude quedar al aperitivo porque tenía unos asuntos pendientes de curro.

Esa había sido toda mi interacción amorosa o preamorosa con Santi hasta que me escribió por LinkedIn, ya confinados en plena pandemia. (Mi inicio de voluntaria fue en noviembre del 19, hasta enero del 20, y en marzo nos confinaron). Me escribió para preguntarme una duda legal con el pretexto de me-acuerdo-de-que-eras-abogada-tengo-esta-situación-en-mi-empresa--no-sé-si-me-puedes-echar-una-mano.

Ese mismo día hablé con Íñigo: «Oye, el tal Santi, qué tío más raro, ¿sabes? Está casado, me escribe unas cosas rarísimas, qué tío más curioso, con lo majo que parecía». E Íñigo: «Pero ¿cómo que está casado? ¿Qué dices?». Y yo: «No sé, me contaste que le había presentado tu hermano a su mujer».

Resulta que era todo al revés: Santi le presentó a Luis a la que se terminaría convirtiendo en su mujer, de Luis, no a su mujer del propio Santi que, por aquel entonces, estaba solterísimo. A los abogados no nos gustan nada las ambigüedades lingüísticas. Te pueden jugar malas pasadas en los contratos. Incluso en tu vida personal, como me estuvo a punto de pasar a mí. Y yo: «Bueno, en cualquier caso, es un poco rara esta conversación». Y va Íñigo y me dice: «Se me olvidó contarte que me preguntó por ti». Y yo: «¡¿Cómo no me has contado antes este dato tan relevante?!».

Total, que con esa información, pensé: «Voy a contestarle, no pierdo nada». Y empezamos a hablar. Era una duda laboral. Yo no hago laboral, pero lo consulté con gente del despacho y, cuando tuve la respuesta, le dije: «Oye, te contesto, ya he consultado tu duda. Como es un poco largo, si quieres, dame tu móvil y te mando un audio».

Me dio su móvil, le mandé la nota de voz. Me siguió haciendo preguntas, yo seguí contestándole. Después me cambió a otros temas y empezamos a chatear, chatear, y chatear, por el móvil. Luego, algún día, hablamos por teléfono. Todo esto en confinamiento. Santi se apuntó como voluntario a lo del reparto de comidas y un día se plantó en mi casa de visita. Le había preguntado mi dirección a Íñigo... Y así empezó todo hasta hoy, cuatro años más tarde, casados, con un niño precioso y esperando el segundo. Así que tengo, tenemos, mucho que agradecerle al Clínico y a sus organizadores.

SANTI

Tardé varios meses en aceptar la invitación de Álvaro de ir al Clínico. En total he ido dos veces: un 18 de enero por primera vez y otra dos años después. Me acuerdo muy bien de la fecha porque, yo entonces no lo sabía, mi asistencia ese día resultó ser parte de un plan más grande, un plan providencial, yo creo, en el que están implicados más personas, entre ellas Luz, claro, pero eso vendrá después.

Tenía experiencia en voluntariados, sobre todo internacionales. Había ido varios veranos a Burundi, con ASU ONG con la que sigo muy vinculado; ahora vamos a cambiarle de nombre a Cómera, que es un término kikuyu.

Ese voluntariado tenía dos facetas. Una, la más educativa: organizábamos un campamento para niños. Y otra, con las Hermanas misioneras de la caridad de Santa Teresa de Calcuta, que son un claro ejemplo de ayuda a la gente, a los que más necesitan y menos tienen. En las casas de aquellas misioneras las condiciones eran muy extremas: pobreza, niños enfermos y desnutridos. *Heavy*. El Clínico parece un *resort* de cinco estrellas al lado de aquello, madre mía.

El voluntariado del Clínico fue emocionalmente más fácil. También por lo que sucedió ese día. Íñigo, hermano de un amigo mío, había ido con Luz, una amiga suya, el sábado anterior, y me contaron que había sido una experiencia dura. Fuimos a la planta de geriatría, donde las historias no son tan «impactantes». Visitamos a personas mayores que se encontraban allí por alguna intervención quirúrgica que les obligaba a quedarse más tiempo por la edad y por la condición física. Mantuvimos conversaciones bastante amigables sobre su situación y su familia. La mayoría estaban arropados.

La actividad fue muy grata, muy satisfactoria. Además, tenía el aval de la capellanía del Hospital. Siempre me reconforta mucho hacer voluntariado en el ámbito de la Iglesia y de los valores que promulga, que comparto.

Lo destacable de aquella mañana es una cuestión de ámbito más sentimental: conocí a Luz que, con el tiempo y pico y pala, acabó convirtiéndose en mi mujer. Eso lo hace muy diferente. Llegó tarde y un poco acelerada, porque no encontraba sitio para aparcar y se unió a Íñigo, a Álvaro y a mí. Fuimos los cuatro un poco en comanda. Normalmente los grupos son de dos o tres, pero como yo era nuevo y los cuatro éramos un poco mayores que el resto de voluntarios, fuimos juntos.

A veces he pensado qué hubiera pasado si aquel coche no hubiera salido justo cuando Luz, desesperada, estaba a punto de tirar la toalla y volverse a casa ¿Y si no hubiéramos ido en el mismo grupo? ¿Y si yo me hubiera quedado dormido y no hubiera ido ese día? Quizá no estaría escribiendo estas líneas.

Aquella mañana no tuvimos mucha ocasión de intercambiar opiniones, nos conocimos superficialmente, en qué trabajábamos, signos del zodiaco, lo típico de una conversación de aproximación, de exploración del terreno. Nos quedó una buena impresión mutua que luego fuimos cultivando, sobre todo yo. Esto fue a las puertas de la pandemia, en enero de 2020. El voluntariado precisamente se canceló un par de fines de semana antes del confinamiento.

Busqué alternativas y nos las ingeniamos para hablar y conocernos más e, incluso, vernos durante las restricciones. Mi primer *approach*, el pretexto, fue una consulta legal. Me habían hecho un ERTE en la empresa y quería saber cómo me afectaba legalmente. Luz me había dicho que era abogada. Era simplemente perfecto. Es una historia de amor bastante peculiar, muy entrañable para mí, obviamente. Y tuvo sus buenos frutos. Nos casamos y somos padres de un niño de casi un año, que es una alegría, un salado, y tenemos otro en camino.

Volvimos a ir en julio de 2022, dos meses antes de casarnos, como una forma de recordar aquel día en que nos conocimos. Fue como tratar de replicar nuestro primer encuentro aunque, claro, era distinto porque íbamos con el papel aprendido y a mí me habían sacado del ERTE.

De ese día, recuerdo a una señora muy mayor. Había estado la noche anterior muy mal y había empezado a sangrar de forma aparatosa. Estaba con su cuidadora. Cuando le preguntamos si querían un poco de compañía se puso muy en guardia porque creía que íbamos a fiscalizar o que estábamos inspeccionando, por lo que había ocurrido el día anterior. Le aclaramos que no era así y nos contó ella por la pobre mujer. Luego vimos a otro enfermo, Carlos, bastante mayor, aunque no lo aparentaba, que había sido ascensorista. Era una persona muy humilde de un pueblo de Segovia o Extremadura. Transmitía unos valores de trabajo, de esfuerzo, de entrega a su familia brutales. Nos hicimos una foto con él que todavía conservo. Es un testimonio gráfico y aquí acaba el mío.

No descarto volver, que volvamos Lucia y yo. Ojalá siga esta iniciativa tan buena. Creo que está ayudando a mucha gente, a los enfermos que reciben el calor de los voluntarios, y a los jóvenes que deciden darse, entregar un poco de cariño a los enfermos, que son el prójimo.

ÍÑIGO (II)

Yo creo que mi hermano Luis era consciente de mi situación —no estaba en mi *prime*, como se dice ahora—, y me ofreció, a principios de noviembre, ir al voluntariado.

Era la primera vez que hacía una actividad así. No recuerdo que en mi colegio se organizasen voluntariados. Igual los había y yo no me enteré, puede ser. Era la primera actividad que hacía distinta de practicar un deporte, una afición, de salir de copas el finde. La primera vez que hacía algo que no fuera exclusivamente para mí. Aunque, como descubrí luego, esto en parte también es para uno mismo.

La verdad es que guardo un recuerdo muy cariñoso. Una cosa que me gustaba mucho era que, al ser un voluntariado de la capellanía, antes y después de ir a ver a los enfermos, pasábamos por la capilla para rezar por ellos, o para rezar en especial por algún enfermo que hubiésemos visitado ese día. Me parece que eso hacía que el voluntariado fuese algo más que un mero acompañamiento.

Para mí el voluntariado del Clínico fue una experiencia muy bonita, muy enriquecedora. Y no solo por cuidar a los enfermos, algo valioso en sí mismo, sino también porque es una actividad muy buena, muy sana para invitar a otros amigos: une mucho.

Aprovechando que había cortado con mi novia, invité un par de amigas al voluntariado: una compañera de trabajo y una amiga de la uni, Luz. Aunque éramos amigos desde hacía años, con el voluntariado la relación subió un escalón de nivel, se fortaleció. La de Luz todavía más porque se acabó casando con un chico que conoció precisamente en el Clínico que resulta que era amigo de mi hermano y de otro voluntario. Une mucho a dos personas vivir una experiencia impactante, en el caso de Luz los ha unido de por vida, claro.

Al hablar con un enfermo y abrirte en esa conversación, también te estás abriendo al otro voluntario que te está escuchando. Yo siempre recomendaría que cuando uno ya tiene confianza suficiente para gestionar una conversación y soltura con los pacientes, invite a gente, a amigos.

Cogí cierto cariño a una enferma de cáncer, recé bastante por ella. Era como un esqueleto encima de la cama, resultaba hasta desagradable. Un día tuvimos que colocarla en la silla y fue, con perdón, una sensación horrorosa, pero lo hicimos. Como la vimos varios sábados, le compré algunas revistas para que se entretuviera, hacíamos un poco de seguimiento para ver cómo evolucionaba. No sé qué habrá sido de ella.

Y a un señor que estaba en oncología que había trabajado en el metro. La verdad es que la planta de oncología era una mina. No nos echó de la habitación de milagro. Nos contó que su madre le había abandonado. Había sido un hombre muy desgraciado. Y en cosa de veinte minutos estaba el hombre, hasta ese momento inabordable, roto, como un niño pequeño, se le había desmontado el caparazón. Esa visita fue también bastante dura, la cosa se puso súper dramática. A mí se me escapaban las lágrimas. Y digo, «joder, lo que faltaba, encima yo aquí llorando». Y de repente miro a Luz y veo que ya estaba en la fase siguiente al lloro. Yo creo que ella se salió o me salí con ella. Vamos, que nos tuvimos que salir porque estábamos destrozados. Nos repusimos y volvimos a entrar a consolarle.

Al final ya estás pensando en quién puedes traer el fin de semana siguiente. Y durante la semana rezas por el enfermo al que has visitado ese sábado y te acuerdas de él. Y no sé, quieres que llegue el sábado porque el plan también te gusta. Te gusta sentirte útil. Acabas encontrándole el gustillo a dedicarle tiempo a los demás. A la vez, ves que eso a ti también te reporta. No hay nada de malo en ello. Yo solo voy a acompañar a los enfermos. No, no, También a ti te beneficia.

En 2019 empecé un camino que me ha llevado hasta donde estoy ahora. No sé si habrá más caminos. Espero que no. Espero que este sea el definitivo. Para mí el voluntariado supuso un cambio porque me llevó a dejar de vivir para mí —a intentarlo al menos—, a tratar de vivir un poco más abierto a los demás. Fue esa primer fogonazo que hizo que me replanteara un poco mi vida, tal como la venía viviendo hasta ese momento. Puedo que eso también influyera en mi decisión de volver con mi-novia-de-toda-la- vida. No el Clínico en sí mismo —nunca le invité ella—, sino el impulso de tratar de no vivir solo para mí, para lo que me apetece, para lo que yo quiero. No vivir tanto en el ahora, sino más preocupado, más interesado en el compromiso, en darte a otra persona, en entender que querer a alguien no es solo sentimiento, que también, pero no solo el sentimiento, sobre todo es entrega. Al final me hizo madurar. Para mí fue providencial. En el Clínico viví experiencias y conocí a personas que me han ayudado muchísimo a conseguir lo que soy hoy en día. Estoy muy orgulloso y muy contento de haber salido de aquel hoyo.

LOS CAPELLANES

JAVIER ALONSO (I)

Javier es un cura conocido por sus apariciones en TV 13, en la COPE y por sus artículos en Alfa y Omega. Le conté mi proyecto de libro y accedió a que le entrevistase. Nos conocemos del Clínico, donde es capellán, y tenemos amigos en común. A los dos nos gusta leer —no es raro verle con un libro bajo el brazo, enfundado en su bata blanca de capellán hospitalario— y la conexión surge enseguida.

Quedamos un sábado al acabar el voluntariado en un bar en frente del hospital que a Javier le sirve muchas veces de confesionario.

Cae un suave sol de mediodía que se refleja en los ventanales del Tribunal Constitucional a nuestras espaldas y la mesa de aluminio del bar.

Nos sentamos en la terraza y pedimos dos Coca Colas. El camarero, un sujeto con barba *hipster* politatuado, es amigo de Javier. Intercambian un par de chistes, Javier le pregunta por la familia, nos sirve las bebidas y comenzamos a hablar.

—¿Cuál es tu experiencia como capellán de hospital?— pregunto para romper el hielo.

—Llevo diez años. Yo estudié periodismo. Al terminar la carrera, empecé a trabajar en una emisora de radio, pero enseguida me di cuenta de que mi vocación iba por otro lado. Dije: «Tengo que entrar en el seminario». Entré y me ordené con 30 años. Inmediatamente me pusieron a hacer las labores propias de mi sexo —sonríe pícaramente, como si esa expresión no pudiera estar en boca de un sacerdote—, que son las de medios de comunicación. Pero como los encargos pastorales son temporales, te duran lo que te duran. Después de haber estado desde el 2001 al 2015, casi quince años metido en medios, me dijeron: «Cambio de actividad, puedes ser párroco de una iglesia». Dije: «No, quiero seguir estando en el mundo». Como hay muy buen rollo con la autoridad eclesiástica, por así decirlo, te preguntan dónde quieres estar. A mí siempre me ha gustado estar metido en el mundo.

—¿La parroquia te sacaba del mundo?— pregunto sorprendido.

—No entiendo muy bien la parroquia, yo no me veo como párroco. Vengo de un mundo distinto, mi padre tenía una empresa, un negocio, una revista. Tuve una experiencia en mi pueblo de un sacerdote que era como Don Camilo, el párroco de la novela de Giovanni Guareschi, exactamente igual. Y presencié encontronazos entre el alcalde y el cura. Me daba la sensación de estatus, de posición del cura como poder fáctico frente a otra posición laica. Yo decía: «¿Qué es esto?». —Se ajusta las gafas de pasta que no consiguen darle ningún aire intelectual, aunque lo es, y prosigue—: A mí me impresionó cuando leí por primera vez cómo Benedicto XVI contaba su vocación. Decía que le encantaba la historia de un sacerdote que iba a dar la comunión a los enfermos y que murió precisamente dando la comunión a un enfermo, en acto de servicio.

—¿Habías pensado en ser sacerdote?

—A los ocho años.

Estoy a punto de atragantarme con el hueso de la aceituna al descubrir semejante procacidad vocacional. Por otro lado, no me extraña: Jesús siempre mostró predilección por los niños, incluso llegó a decir que el que no se hace como uno de ellos, quizá como Javier cuando decidió ser sacerdote, no entrará en el reino de los Cielos.

—Yo hice una especie de apuesta con el Señor. Le dije: «Me apetece conocerte a fondo. Si estás ahí, me apetece». Hice la primera comunión a los ocho años con la misma conciencia de presencia con la que comulgo ahora. No he cambiado en ese sentido. Hice periodismo porque dije: «Joder, a ver si esto va a ser una cosa de niños». Me enamoré, estuve tres años saliendo con una chica, todo muy bien, fenomenal. Pero dije: «No, no, quiero darme completamente». Y entonces fue cuando entré en el seminario y vi que la cosa iba con lo que el Señor intuía. Entré en el seminario con convicción. Todo el periodo este de los medios de comunicación ha sido muy chulo, solo que he visto mucha, mucha superficialidad. Es un mundo un poco falso, donde hay mucho truco en todos los sentidos. El hospital ha sido un golpe de realidad espectacular. Aquí no hay mentira, nadie miente. He pasado de un mundo en el que todo el mundo miente, que es la televisión: «Hola, ¿qué tal? ¿Cómo están? Buenos días, bienvenidos. Has ganado 25.000 euros» —dice con voz de prsentador—, a que, de repente, alguien te diga: «Padre, me estoy muriendo, necesito que usted me diga algo porque no sé dónde voy a ir». O sea, es la verdad pura y dura. Es el único rincón del mundo donde la gente no miente. Ese fue mi primer descubrimiento. Yo dije: «¿Qué es esto?». Yo siempre he estado rodeado de gente que lo que hace es fingir delante de una cámara, fingir en una entrevista, fingir. Y aquí no hay fingimiento. Eso me impresionó mucho. He pasado unas cosas aquí increíbles, de bonitas, ¿eh? Y lo bueno es que no me afecta a nivel personal. Porque yo tenía miedo: «A ver si ahora que me meto en psiquiatría… a ver si ahora que me meto con los enfermos de frente, me va a hacer pupa». Claro, todos somos humanos.

—¿Pero no?

—El otro día vi cómo un bebé se moría en las manos de su padre.

Silencio. Gracias Dios, ya se han acabado las aceitunas y no corro peligro de morir atragantado por segunda vez.

—Yo le estaba abrazando. Me habían avisado las enfermeras: «Por favor, necesitamos un sacerdote en el momento en que despidamos a nuestro bebé». El médico dijo a los padres: «Vamos a desconectar el oxígeno a vuestro hijo». Había nacido con una imposibilidad absoluta. Le conectaron a las máquinas por si acaso respondía, pero no respondía. Le fueron quitando todo despacio. Veías cómo el corazón iba a 40, 20, 10… Bip, bip, bip. Nunca había visto eso. Son momentos en los que se mezcla el dolor de la gente y la presencia de Dios de una forma muy serena. Hay algo que se escapa, que va más allá del dolor puro y bruto. No hay solo dolor, no, no es verdad. Hay una especie de mirada diferente, de presencia, y yo veo la presencia de Dios clarísimamente. La presencia escondida, oculta, que hace aquello… Joder, utilizar la palabra «hermoso» es demasiado, ¿no? O «bello», ¿no? Es muy difícil utilizarla. Pero es que yo lo veo. Me llama una doctora y me dice: «¿Puedes bajar, Javier que se está muriendo una persona?». Yo digo: «Tengo ahora quince personas delante, voluntarios, tardo siete minutos». Me dice: «Vale, perfecto». Me llama a los treinta segundos y me dice: «Baja ya, se está muriendo». Bajo inmediatamente y me encuentro una habitación en la que están dos misioneras de la Caridad, dando la mano a un hombre, que tenía tuberculosis. ¿Quién tiene tuberculosis en el siglo XXI, si no es para llamar la atención, te dan ganas de decir? —Me sonríe con los ojos detrás de sus gafas. Una moto pasa petardeando por la calle y espera a que se aleje para continuar—: Lo habían recogido en la calle hacía tres, cuatro meses. Veo a la doctora abrazándole sin ningún tipo de pudor, ni malestar, ni decir: «joder, me tengo que cubrir». No, no. A las misioneras de la Caridad tocándole, al conductor que le había recogido y que llegaba en ese momento llorando de la emoción de ver cómo se moría, a mí dándole la unción en la frente. Yo pensé, esto es como «La lista de Schindler» cuando le enseña la lista de los que va a salvar y el judío dice: «esto es perfecto». Eso es lo que yo sentí. Yo dije, esto es una familia nueva, aquí no hay nadie unido por la carne ni por la sangre. Una doctora, estas dos mujeres que se han entregado a Dios, el que le ha traído, el sacerdote que le va a cerrar la vida, no como un perro, sino como una persona con dignidad. Se ve una belleza que no se puede entender humanamente. Eso pasa muchas veces, muchísimas veces. Esta gente le ha adorado, le ha querido a este tío, le han amado muchísimo. Y no es el marido de nadie. Es un pobre desgraciado que vivía en la puñetera calle. Y a pesar de eso, le han dado todo. Por eso es verdad lo que afirma Oscar Wilde: «lugar sagrado es donde hay dolor».

—¿Eso dice Oscar Wilde?

—Es precioso. Entrar en la habitación de un enfermo es entrar en un lugar sagrado. Wilde tiene una vida maravillosa, fue un converso de última hora. Toda su vida fue un estado de ir cambiando. Tienes que leer «*De profundis*», donde cuenta su cambio interior, es muy espectacular. En líneas generales, esa es la vida de un capellán. Estar siempre a la sorpresa diaria. Hay una cosa muy bonita y es que vives como el Señor: te encuentras con las personas. El Señor no se dedicaba a una persona y estaba con ella tres años, cinco años, no, no.

—Los apóstoles sí, ¿no?

—Los apóstoles, claro, pero el resto son encuentros con personas que en el camino le dicen, de una manera u otra: «Jesús, Hijo de Dios, ayúdame». Tienes que estar con ellos lo suficiente como para transmitirles lo más importante; dedicar una atención muy peculiar, una intimidad muy grande, la atención, sobre todo. La atención es el acto de generosidad más grande que un ser humano puede dar a otro. Tienes que estar muy atento para ver qué le pasa a esa persona —cierra un poco los ojos, coge el vaso y mira fijamente los hielos en su interior—. ¿Qué dolor es su dolor? ¿Cuál es su dolor más grande? Y es alucinante.

—¿Por qué el dolor nos desencuaderna?

—Siempre es un ¿cómo es posible? Es el escándalo más grande del mundo, el dolor, claro. Y nos decimos: «¿Qué es esto? Si yo he nacido para ir de birras y pasarlo bien y veranear en Comillas o en Campoamor, y forrarme». Y de repente aparece el dolor que todo lo pervierte. Es una mierda, ¿qué es esto? Pero aceptando la realidad es como uno sale de la esclavitud. Cuando una persona huye del dolor, huye de la realidad. No sabemos de dónde viene el dolor, no sabemos… Es una consecuencia del pecado original. Pero eso no nos da tiempo a pensarlo mientras sufrimos. O aceptamos la realidad o nos hacemos esclavos de otro dolor mayor, del sufrimiento más gordo del mundo: el de rebelarnos, malvivir, amargarnos, así de fuerte. He visto a gente que cuando han aceptado el sufrimiento, cuando han aceptado la realidad, del dolor viene de repente una cosa nueva, viene una novedad como absoluta y es preciosa. Porque ahí pueden descubrir a Dios, la amistad verdadera, el sentirse dependiente de alguien y eso es una novedad. Sentirse dependiente es muy bonito, te olvidas de orgullos, es todo un descubrimiento, es irte despojando, te vas desnudando por dentro. Hay gente muy religiosa que me ha dicho: «Estoy haciéndole la vida imposible a mi familia, estoy fastidiando a los de mi alrededor». Eso también refleja mucho orgullo. Tío, tú eres dependiente, te tienes que dejar curar, dejarte cuidar. Nos lo están enseñando mal *everywhere*. Ahora mismo veo el telediario de Antena 3. Al final aparece siempre en la sección de Deportes la presentadora: «Y ahora vamos a ofrecer el caso de un anciano de 85 años que se ha tirado un paracaídas»— dice poniendo de nuevo voz de presentadora. Definitivamente se le da bien imitar voces. Parece que un tío que tiene que ser dependiente por naturaleza, un tío de 85 años necesita familia, necesita nietos, es un tío que es lo más contrario a la dependencia. Un tío que hace su vida, el modelo de *self—made man* que se organiza su vida. ¿Qué es eso, macho? Otro que hace trial él solo. Nos están enseñando que ser mayores es ser independientes, montarnos cada uno nuestra propia vida como si no hubiera limitaciones ni vínculos. Es mentira, es mentira. Nada más bonito que ver en el Hospital a los nietos con los abuelos. Hay una especie de recuperación, que yo no esperaba, de los nietos hacia los mayores, hacia los abuelos. Como ahora los chavales no tienen ideas claras, no tienen hecho un camino, no saben por dónde ir, ven que los abuelos han sido gente que tenían un itinerario hecho, y tienen hambre de los abuelos. Siempre me encuentro con el dolor de los nietos. A veces mayor que el de los hijos, porque en los abuelos hay respuestas y ellos son una amalgama de preguntas. Se descubren millones de cosas. La debilidad enseña muchísimo. El estado de debilidad es la leche porque es que no te queda otra que la cabeza haciéndose preguntas permanentemente. Yo he vivido conversiones, quiero decir, cambios en la gente… Es que a mí no me gusta llamar conversión. O sea, personas conversas. Nadie se ha convertido definitivamente hasta que no se muere. Toda la vida es un proceso. Cuando me dicen, es que soy converso, ¿qué vas a ser un converso? Un converso es el que es el santo, el que está en el más allá. Estás en proceso, estás en un camino. Estás descubriendo a Dios. Pero un convertido… Gente que en ese momento, al final, se preguntan por todo. He confesado a muchísima gente de toda su vida. He confesado a violadores, he confesado a personas que en el último momento reconocen: hice mal, hice mal, hice mal,… Recuerdo un periodista al que le dije:

«Tu vida queda perdonada de todo».

Y se echó a llorar.

«¿De todo lo que he hecho?»

Y le digo: «Todo».

«¿Todo?»

Y yo: «Todo».

Y otra vez pregunta: «¿Todo?».

Y yo: «Todo lo que me has contado, todo lo que no te acuerdes». Se echó a llorar, tío. Empezó a respirar por primera vez.

Me dice: «¿Cómo es posible?».

«Todo».

Muchos se dan cuenta del encuentro con una persona que les quiere de verdad. Una parte de mi vida es la psiquiatría que para mí ha sido la leche. La gente más desconsiderada, los locos, los que nadie quiere, los descartados. Para mí ha sido un descubrimiento. Las niñas violadas, temas de pornografía, suicidios, temas muy turbios. La psiquiatra me los manda. Es una mujer de fe y un pedazo de psiquiatra, como su marido.

—Porque la medicina no cura las heridas del alma.

—Claro. He leído hace poco un libro muy bueno de Romano Guardini, que me ha dado muchas luces, es el de la paciencia de Dios —Javier no deja de citar títulos, pasajes de libros y de películas sin caer en la pedantería o en la erudición. Pienso que me encantaría tener su cultura literaria y cinematográfica—. Es un libro muy bonito de cuarenta páginas. Imprescindible. Y no trata de la paciencia que Él tiene con nosotros, hasta ver cuándo nos convertimos. No. Es que hay una paciencia que Dios ha creado como estructura vital. O sea, todo es lento. Todo, todo es lento. A mí eso me ayuda mucho, porque es verdad. Es todo tan lento que uno tiene que pasar, no muchas vidas, porque tenemos solamente una vida, pero una vida en la todo va muy lento, muy lento, en la que las cosas que nos han pasado solo se entienden en el último fotograma. Si el Señor estuvo treinta años callado perdiendo el tiempo, entiéndeme, es que todo tiene que ser muy lento.

—Hay un amigo mío que dice que Dios es listísimo, el primero de la clase, pero que es muy lento.

—A mí eso de la lentitud me encanta, porque no tenemos que entenderlo todo de repente. Equivocarse está bien, forma parte del trazado. Equivocarse, meter la pata, enredarse como dice Guardini —otra cita literaria y van…— está bien. Te ayuda mucho.

—¿Y gente que muere sola, Javier? Porque al final me muero yo, nadie puede palmarla en mi lugar.

—Ha habido personas que nos llaman y nos dicen: «Estoy solo». Recuerdo el caso de una persona que pedía eutanasia. Entonces llaman al capellán. Cuando se oye la palabra eutanasia, todo el mundo se asusta. Nadie quiere estar ahí. El mundo al revés: llaman al capellán para la eutanasia. ¿Qué voy a hacer yo? ¿Cómo le voy a desconectar? No puedo. Y entonces, ¿sabes lo que me dijo? Le digo: «¿Qué tal estás?». Me dice: «Bueno, estoy bien, pero es que llevo cinco meses sin hablar con nadie. Por favor, que alguien me haga caso». Por eso quería la eutanasia. Estoy solo, tío, estoy solo. Cuando me lo dijo, confesó y comulgó. Le empezamos a enviar voluntarios. Es mentira que seamos autónomos. Necesitamos estar juntos, sostenernos, ayudarnos, estar codo con codo, tocar la piel del enfermo, acompañarle. Siempre es así. Tuve otro caso de eutanasia. El mismo problema: que no sabía que iba a ser de él, qué le esperaba después de la muerte, tenía preguntas, necesitaba que alguien le respondiera, pero que fuera alguien que tuviera tiempo. ¡Qué cosas! La eutanasia se pide porque la gente no tiene tiempo.

Mientas Javier habla pienso en el Tribunal Constitucional, a escasos metros de donde estamos, que ha reconocido que la eutanasia es un nuevo derecho fundamental que se encuentra dentro del ámbito de autodeterminación de la persona. Una autodeterminación que, paradójicamente, impide cualquier otra posterior, porque una vez muerto poco hay por autodeterminar. Me autodetermino para no volver a autodeterminarme nunca más. Pues vaya apuesta. Los argumentos jurídicos del tribunal me resultan en este momento fríos como la formulación química de un compuesto que resulta ser tóxico. Pacientes que, lejos de pedir la eutanasia con la alegría del que ejerce un derecho —fundamental, además—, lo hacen con la amargura del que se encuentra solo. Las 187 páginas de la sentencia no han conseguido recoger un miligramo de la vida real de los pacientes que se encuentran en el Clínico al otro lado de la calle, de la vida de cualquier enfermo en cualquier hospital de cualquier país del mundo. Quizá podríamos invitar a los magistrados del Constitucional a unirse a nuestra cerveza. Lástima que sea sábado.

—¿La providencia te va guiando? Bueno, nos guía a todos, pero ¿tú tienes esa vivencia de que la providencia te ha puesto justo aquí, en este momento, pasaba por esta habitación, pasaba por este pasillo,…?

—Mi experiencia no es que Dios te ponga, sino que Dios te acompaña. Esa es la sensación que yo siempre tengo. No es que Dios marque el itinerario del hombre, porque si no, no habría libertad, sino que Dios está siempre a tu lado. Da igual que tomes el camino A, B, C, D, F, siempre tienes su compañía. Eso da mucha libertad. No tienes que cumplir un específico plan hecho, sino que el plan de Dios es acompañarte. El plan de Dios es compañía contigo. Está contigo, y vas tomando las decisiones. Surgen de repente cosas muy bonitas. Una cosa lleva a la otra, y la segunda a una tercera, y luego otra y otra.

—¿Eso es la providencia, no? —pregunto recordando conceptos catequéticos aprendidos en mi infancia pero de gran utilidad en una entrevista a un sacerdote católico.

—Creo mucho en la providencia natural. Lo que dice el Señor de mirar los lirios del campo, o sea, que en los lirios vemos las cosas de Dios. El día al día le pasa el mensaje, la noche a la noche se lo susurra.

—Creo que estas últimas citas son de los Salmos, pero no me atrevo a interrumpirle—. Dios habla de una forma muy normal. Y eso es lo que se nos escapa, esa naturaleza, esa naturalidad de Dios. Agudizar el sentido de la providencia natural es fundamental. Si no, la gente está pensando que Dios interviene solo con milagros. Bastante milagro tenemos con la Eucaristía, o sea, basta. Yo no quiero más milagros. ¿Para qué queremos más?

—Yo creo que Dios nos habla a través de lo que nos pasa.

—Es un problema auditivo nuestro. Estoy convencido, ¿eh? Dios habla demasiado, fíjate lo que te digo.

—Santa Teresa dice que habla a gritos —digo tratando de demostrar que yo también soy capaz de citar a santos o literatos, incluso, como es el caso, a grandes santos que han sido magníficos escritores.

—Y nosotros estamos demasiado sordos. Es así, es que es verdad. Lo notas en circunstancias de la vida normal. Yo no podría vivir más que de escuchar el alma humana. No se puede vivir de otra manera. Yo como sacerdote no puedo. A mí, hacer negocios y eso, vamos, me da vergüenza, ¿sabes? No podría. —Se para a pensar mientras se atusa el pelo negro y rizado algo largo, si atendemos a parámetros clericales, que lleva—. El otro día escuchaba una conversación de dos jóvenes de veintisiete años. Tenemos que hacer esta operación, meter aquí seis millones, no sé qué, siete. Y yo les miraba como diciendo, joder, qué pereza. Y yo que tengo en mis manos el alma de una persona que viene a hablar conmigo, a contarme sus dramas, esto no lo cambio yo por nada.

JAVIER ALONSO (II)

—¿Sabes lo bonita que es la providencia natural, ¿no? Es que la providencia natural para mí es la clave, tío —dice Javier.

—Igual no es natural, o sea, me da igual, Dios respeta el actuar propio, libre de cada uno, y es capaz de integrar hasta las notas más discordantes en su sinfonía.

—Es lo que ocurre. No hay una intervención divina espectacular. No es Ben—Hur cuando está en el suelo Charlton Heston y dice: «Jesús, ayúdame». Aparece de repente una mano con un cuenco de agua. No, no, es lo normal. Es la Coca Cola que estamos tomando ahora —espero que la zero también valga—, la conversación con la gente. Ahí está metido, mezclado el Señor. Y a mí eso me fascina. No tenemos que buscar al Señor en otra parte. Es que es el mundo mismo donde está el Señor mezclado. Me fascina.

El camarero politatuado se acerca a preguntarnos si necesitamos algo. Javier le dice que luego ha quedado con otras persona —un converso, me explicará después— y que le seguirá ocupando la mesa. El bar resulta ser un centro de gran actividad pastoral.

—Tú dices que el Señor nos acompaña siempre, Javier. También lo creo. Pero ha habido momentos en mi vida que he dicho: «¿Dónde estás, Señor? Te has olvidado de mí». Racionalmente sé que no es así, pero que alguien me explique lo que me está pasando. Y eso que mi vida ha sido bastante sencilla y llevadera al lado de la de tantos pacientes que he conocido. Sin ir más lejos, ayer una señora me contaba que llevaba veinte años sin ver a su nieta porque la nuera se había cabreado. Si tú eres un tío que ha llevado un asco de vida, de frustración, de dolor, enfermedad, de injusticia, a ver quién es el guapo que te dice: «No, mira, Dios ha estado contigo aunque tú no te hayas dado cuenta». Es como enunciar un axioma: Dios está a tu lado. Y el axioma por definición es indemostrable. ¿Sabes qué? No veo ninguna diferencia en que Dios esté a mi lado o no. Mi vida ha sido un puteo, con perdón por lo de «ha sido». ¿Qué me estás contando de que «Dios está a mi lado»?— digo en un tono que puede resultar retador.

—¿Sabes lo que yo hago en esos momentos?

Silencio.

—Esta mañana me he enterado que un tío mío lejano se ha quitado la vida pegándose un tiro.

Silencio.

—Lejano, pero su hijo es muy amigo mío —prosigue—: Y su padre, imagínate. Yo no le digo que de esto Dios sacará algo bueno. Es verdad que, con el tiempo, se puede descubrir que Dios, en su providencia todopoderosa, puede sacar un bien de las consecuencias de un mal, incluso moral, causado por sus criaturas. No lo digo yo, lo dice el catecismo de la Iglesia. Pero en ese momento… yo creo que solo hay que dar toda la ternura y todo el cariño posible: no valen las palabras. No vale reinterpretar el pasado. ¿La vida de uno ha sido jodida? Tío, ha sido jodida. —Encoge los hombros, se ajusta la tirilla blanca que luce en su camisa gris y extiende las palmas de las manos—. No hay que decirle nada, no hay que reinterpretar y tratar de hacerle ver que, en cada momento, el Sñor estuvo a su lado. Él tiene que descubrir que, a pesar de todo, su vida tiene sentido. Nada más que eso. Pero no hace falta que alguien se lo diga. Él tiene que hacer el descubrimiento. Y, en este caso, eso solo viene con nuestra amistad. Mucha gente lo ha pasado muy mal. He tenido un caso de una señora sola, abandonada en una casa y me preguntaba: «¿Por qué no me puedo suicidar? Mi marido se ha ido. Estoy sola, no puedo moverme. Me estoy quedando ciega. Nadie me ayuda. Vivo en un quinto piso, no puedo moverme de la cama». Son cosas muy duras. A pesar de eso tenía fe. Me preguntaba: «¿si yo me quito la vida, a quién estorbo?». A nadie. Cada caso es muy diferente.

—¿Y qué le dices a esa señora?

—Yo la sostenía como podía. Al final se suicidó.

Silencio. Vamos por el segundo suicidio en siete minutos.

—Llegas hasta donde llegas —continúa. Yo le llevaba a personas que la ayudaran. Hasta los jóvenes me decían: «Esta mujer es imposible». No se deja ayudar. Está muy encerrada en sí misma. Está muy rodeada por todo el dolor posible. Entonces, ¿qué haces? Pues le intentas echar la mano. Se intenta echar la mano con palabras, con presencia. Pero hay gente que se cierra.

—Lewis: «el dolor es la voz de Dios». ¿Estás de acuerdo? —pregunto haciendo de nuevo gala de una mínima cultura literaria.

—Para eso hace falta estar muy, muy atento. Porque no todo el mundo piensa igual. No todo el mundo llega a descubrir eso. Hay mucha gente a la que el dolor le separa de Dios de una forma clarísima. Pero clarísima. Y hay gente a la que le une al Señor de forma clarísima también. Con lo cual, todo pivota sobre la libertad del hombre. ¿Qué hago yo con la realidad? Yo siempre me pregunto sobre la realidad ¿Qué hago con ella? ¿Tengo un móvil? —coge el suyo que está sobre la mesa—, ¿qué hago con esto? ¿Tengo cáncer? ¿Qué hago con esto? No me tengo que preguntar si es bueno o malo, si Dios va a sacar… No, no. Lo tengo. ¿Qué hago con esto? —dice agarrando de nuevo el móvil con más fuerza—. Esta mañana he llevado la comunión a una señora y la de al lado estaba leyendo un libro interesante y le digo: «¡Qué buen gusto literario!». Y me dice: «Estoy tetrapléjica, mi vida ha cambiado radicalmente…». Y yo: «Pero sigue siendo la misma». Y me dice: «No puedo hacer cosas que antes hacía». «Ya, pero eso nos pasa a todos, ¿no?». Cuando uno tiene ochenta años no puede hacer cosas que antes hacía. «Pero tú sigues siendo la misma». Recordar a los enfermos quién son es una clave muy buena. Sigo siendo yo a pesar de todo. Si no, la amargura se convierte en una capa espesa y gorda. Hay una cosa muy importante que me enseñó la psiquiatra. Un día, nada más conocerme como cura, me echó la bronca: «¿Qué narices nos habéis enseñado los curas de la fe? No tenéis ni puñetera idea». Y yo digo, «¿Qué?». «Desde pequeños enseñáis a la gente a rezar al Padre Nuestro, cuatro esquinitas tiene mi cama…, si a estas niñas ingresadas alguien les hubiera dicho que por el mero hecho de estar con vida son queridas por Alguien, estas niñas no habrían tenido problemas de salud mental». Aquello, macho, me impactó. Tiene toda la razón. Luego vienen los padres. Si un padre ha abusado de la niña, o un tío ha abusado de ella… O los padres han pasado de ellos… ¿Cuál es su referente amoroso? No lo tienen. Si por el mero hecho de estar con vida, se sienten acompañados y queridos, sin inventarse un amigo invisible, sino sintiendo de verdad y acudiendo a un abrazo, todo cambia.

—Volvemos a lo mismo, Javier. Hago de abogado del diablo. Si realmente Dios me quiere, ¿cómo permite que me pase esto? Si yo quiero a alguien y estuviera en mi mano evitarle ese sufrimiento injusto, se lo evitaría porque le quiero. Estás diciendo que Dios me quiere y que permite que me haya pasado esto. No lo creo.

—No. Fíjate, yo tengo una respuesta. Atención, ¿eh? Es un poco escandalosa. —Me retrepo en la silla y él se echa hacia adelante—. Dios no te regala el dolor, lo primero. Dios no permite el dolor. Porque nuestro Dios, ¡es un Dios impotente! Yo llevo una cruz… Y es la impotencia absoluta. Esto no lo tiene ninguna religión. Un Dios impotente. No puede. No puede. Está atado. No puede desclavarse, es imposible. Cuando le dice el diablo lo de convierte estas piedras en pan. No. Soluciona el hambre en el mundo. No. Lánzate. Te recogerán los ángeles. ¿Qué tal? No. Es como decir: «Prefiero la voluntad del hombre, cómo están las cosas, que mi sobrepotencia y omnipotencia. Prescindo de ella». Se ha amputado la omnipotencia. Por eso tenemos un crucifijo. Todas las respuestas están en un hombre que sangra en una cruz. Que es Dios. Eso es la leche. Y que muere. Es el colmo de la impotencia. Bueno, luego resucita. Pero no, no. Es que muere. Es muy potente. Con lo cual, dices: «Es que Dios tampoco pudo». Tienes una solidaridad de la debilidad con alguien. Eso es increíble, ¿no? La solidaridad. Dios se ha hecho solidario conmigo en la debilidad. Por eso no puede ayudarme. Solamente cuando me abro a Dios, puede. Es más una cuestión mía que de Dios. Como que nos necesita. Porque si no, no puede entrar. Algo así. El hombre saca unas conclusiones nefastas. Esto, lo que sea, que pierda mi equipo, que mi novia me deje, esta injusticia, lo ha permitido Dios. No. Eso es entrar en un mundo espantoso. Como el que dice: «qué curioso que en un terremoto las imágenes de la Virgen permanecen intactas. En cambio, tal». Ah, tío. ¿Y las vidas humanas? O cuando la gente te dice: «joder, ha sobrevivido una familia de gente creyente en la DANA de Valencia». Vale, y ¿todos los demás al Señor le importaban un rábano? ¿O estaba dormido? Nosotros sí, a nosotros nos ha salvado. ¿Qué Dios es ese? Sería un dios caprichoso, un dios del que no te puedes fiar. Pues es que ha dejado todo a la riada. Todo lo ha dejado a la riada. ¡Ahí va la riada! No la contiene. Adelante la riada. Pero, ojo, nos dice: «Estoy a tu lado, yo pasé por lo mismo». Como un impotente amigo que te coge… Tiene sentido entonces lo de llevar el yugo. Estoy contigo llevando lo mismo. Esa es la posición de Dios. Llevo el yugo contigo. En la riada, en el dolor, en la enfermedad. Lo llevo contigo. Esa definición de Dios es nueva en la historia de las religiones. No tiene sentido.

—Puede ser declarado hereje, ¿sabes?

—Es que no tiene sentido. ¿Qué religión tiene eso? ¿Qué religión habla de estas cosas? Todos los dioses son la leche. Eso es lo bonito, que el nuestro no es la leche. Pasa inadvertido. No quiere hacer nada, no se deja. Sufre psicológicamente. Getsemaní es impactante, ¿no? Me fui con un grupo de cincuenta personas a Tierra Santa. Entre ellos iban dos psiquiatras que me dicen: «habría que explicar el cerebro de Jesús y los dolores que él tuvo». Entonces, a medida que iba pasando la peregrinación, yo me iba dando cuenta de que lo que dicen no es ninguna tontería. En Getsemaní se levantó tres veces a decir a los suyos: «oye, por favor, no os quedéis dormidos».

—Sudó sangre.

—Claro, este tipo de reacciones tienen un elemento psicológico muy interesante. Entonces dices, tengo que cambiar el sentido de mi relación con Dios.

—La historia más bonita… Todas son bonitas, pero ¿la historia que a ti más te haya tocado, Javier?

—Hay una muy bonita relacionada con los milagros humanos, en sentido de milagros de providencia natural de Dios. Me llamaron un día por teléfono para que yo operara un milagro. Yo. Operar. Milagro. Me dijeron: «Mire, padre, soy la mujer y a mi marido le van a cortar una pierna. Le llamo para que haga el milagro». Y yo…

—Pero, ¿en serio?

—En serio. Y yo: «Vale, vale, voy para allá, ¿eh? Voy, no te preocupes. Ahora lo hago». Y dice: «Sí, pero venga pronto, que la operación es dentro de quince minutos». Y yo: «Vale, vale, estoy llegando». Yo también creo en una intervención del Señor. Que no sabemos, no sabemos por qué hay casos en los que puede haber una intervención sobrenatural. Pero, para que veas esto de lo natural. Llegué a la habitación y había ocho personas alrededor de su padre y de su familiar. Y el tío a punto de que le cortan la pierna. Me dice: «Padre, le he llamado para que recemos un Padrenuestro y opere el milagro, usted que sabe de esto». Y yo: «Vale, tío, venga, vamos a ello». Entonces yo dije: «Claro, vamos a rezarte, Señor». Todos alrededor de la cama rezamos un padrenuestro. Y yo dije: «Señor, te pedimos que no baje al quirófano y no le corten la pierna». En ese momento, cuando terminamos, llaman a la puerta. Eran los celadores, «le llevamos al quirófano», dicen. «Vamos a bajar, ¿eh? Le bajamos». Y yo: «Un momento, un momento. Vamos a rezar por otro milagro».

—Un milagro como de los chinos, ¿no?, de rebajas.

—Lo dije con convicción. Pedí: «Que cuando te corten la pierna dentro de quince minutos, tío, no cambies tu manera de amar a los demás, tu relación con Dios no cambie, tu manera de trabajar, tu cariño a los tuyos no cambie ni un ápice cuando te corten ahora la pierna». Al cabo de veinte días, me lo encuentro en la capilla. Me ve y me dice: «Se ha obrado el segundo milagro». Eso para mí fue muy bonito porque me di cuenta de que a veces pedimos cosas que no entendemos. Pedimos cosas que no sabemos pedir. Bueno, es que es verdad eso del Señor: «no sabéis lo que pedís». Es que no tengo ni idea. Entonces, ver al tío con la pierna amputada, con una fe en el Señor muy grande, diciendo: «Sigo con el mismo amor con mi mujer, con mis hijos, estoy con ellos cada vez mejor…».

—¿La oración siempre tiene frutos?

—Siempre, siempre,… Es inapelable —apura la bebida que le queda en el vaso—. Es lento, como todo lo de Dios. Es lento, pero ocurre. Ocurre siempre lo que es mejor para nosotros con el tiempo. No como nosotros lo queremos y lo vemos, que no entendemos nada. Con el tiempo ocurre aquello que será mejor para nosotros por un camino que a veces no se entiende, pero en el que siempre hay una escucha. Y entonces es cuando, si yo estoy atento, reconozco aquello que pedí. Sí, sí, eso ocurre muchas veces. Sí.

Un grupo de voluntarios que ha ocupado otra mesa en la terraza de al lado, pasan a nuestro lado y se despiden.

—¿Te han hecho de alguna habitación, alguna vez?

—Sí, pero no… O sea, unos podemitas, por ejemplo. Fue muy bonito. Todo lo que ocurre es muy bonito si vas con mucha humildad. A mí me llama una chica y me dice: «¡Padre!, mire, yo no soy creyente. Bueno, yo es que creo que son todo monsergas, ¿vale? Pero mi madre se está muriendo y ella es creyente. Entonces, a mí no me toquen los huevos», dice la tía, «pero venga, baje y le da eso que hacen ustedes de la magia, eso de que le bendicen y tal, ¿no?. Yo estoy en la puerta, le espero con mis amigas». Llego a la puerta de la UCI y me encuentro a diez chicas que me miran desafiantes. Transmiten algo de hostilidad, al menos eso es lo que yo percibía. ¿Sabes lo que hice? Me llevé a esta chica aparte, nos separamos un poco del resto de la "tribu", la abracé y le dije: «Entiendo perfectamente tu dolor. Mi padre ha muerto hace…». Mi padre murió en esa época, hacía dos, tres meses. «Comparto tu dolor hasta el fondo. Si quieres, vente conmigo y rezamos con Dios». Bueno. Lloró, rezamos juntos con su madre, tío. Somos idiotas. No confiamos en el ser humano. No confiamos en que Dios nos ha creado su imagen y semejanza. No nos lo creemos. Somos más ideológicos que otra cosa. En cada persona que echa un cura o que critica a la iglesia, o que critica al Papa a lo que sea, hay un dolor. Hay algo que te han hecho, que has sufrido. Siempre, es que pasa siempre, tío. No falla. Tengo miles de ejemplos. En el COVID un tío me llama. Yo, con la escafandra, todo el *tinglao*. Estuve acompañándome y me dice: «Padre, mire, es que yo no soy creyente, ¿sabe? Pero mi mujer lo era mucho. Iba a misa todos los días y no me decía nunca nada. Yo sabía dónde iba. Lo veía, no soy tonto. Sabía que iba a misa. Pero nunca me decía nada. Era más buena… era una mujer especial. Pero nunca me dijo que yo me convirtiera. No me hablaba jamás de Dios ni nada. Ahora que ella se ha muerto, porque se murió un día antes, él se murió el día después, el COVID fue terrible, yo quiero estar donde está ella. Y, si es verdad que ella estaba cerca de Dios, yo quiero conocer a ese Dios del que ella estaba enamorada, entusiasmada. No quiero perderme esta oportunidad. Porque era demasiado buena». Esa circunstancia tremenda, una acababa de morir, él *proximísimo* a la muerte, fue un momento de cambio brutal. Se confesó y comulgó. Todo es así. Aquí se confesó medio hospital los días del covid. Los médicos, los que iban de chulos por la vida. «¡Eh! Vamos a solucionar el problema de la tráquea de este». Sí, el primero que cae. La vida es un puto infierno, ¿sabes? Una cosa que he aprendido es que estamos hechos de la misma pasta. Todos, todos, todos. Y hay que abandonar las luchas culturales, ideológicas. Es toda mentira. Pablo Iglesias está hecho de la misma pasta que yo. De la misma. Pedro Sánchez… Errejón, de la misma pasta, tío. Todos están dolidos por algo. A menos que uno sea un psicópata, que uno tenga una enfermedad ya más seria, pero…

—¿El diablo, Javier? —le pregunto quizá después de haber asociado inconscientemente alguno de los últimos nombres a su figura.

—Sí, está siempre presente. Yo jamás hablo del diablo, nunca. No me interesa para nada.

—¿Y eso no le interesa a él, que no hables de él?

—Yo creo que se habla demasiado del diablo. Y eso le da mucha cancha. Sí, porque la gente está obsesionada con el diablo. Lo sé y lo noto, ¿eh? Porque «el patas», «el patas», el no sé qué. La gente hace unas tonterías, a mí me pone de los nervios. El diablo está presente en el orgullo, en la soberbia. Ahí es donde está presente. No cuando hay cosas raras, no, no. Y entonces es cuando se nota que hay presencia, ¿eh?

—Que la hay.

—Pero son esas cosas extraordinarias, algunas extravagantes… Chesterton decía que las cosas del diablo que son muy llamativas son ridículas, en el fondo. Parecen invenciones del hombre para crearnos un superhéroe de mentira, un superhéroe negativo. El malo. El malo… Sale fuego y una voz especial.

—El malo que existe, o sea, que es una criatura.

—Este es el tema. Existe. Tenemos que ningunearlo como ninguneamos a las personas "tóxicas", como se dice ahora. No hay que estar cerca. Cuanto más hablas de él, más atracción. No. Es un tema del que prefiero no hablar nunca. Bastante con desarrollar la bondad, el amor a Dios, la Eucaristía. Con eso, inconscientemente, está lejos el enemigo, como le llamaba el Señor, ¿no? El enemigo. Esto un enemigo lo ha hecho.

—Jesús menciona cincuenta y cuatro veces el infierno en el evangelio. Son muchas veces como para obviarlas, ¿no?

—Sí, sí.

—O sea, nuestra lucha no es contra la sangre y la carne, sino contra los poderes de este mundo de tinieblas, contra las fuerzas espirituales del mal. ¿Te suena ese texto de San Pablo?

—Claro. Mira, hay un Padre de la iglesia, San Isaac de Nínive, del siglo VII, que dice que la ascesis auténtica no consiste tanto en luchar como en dejar que Dios repose en ti. Cuando Dios reposa en ti, tu mirada… Él lo aplica a la castidad. En vez de luchar contra los pensamientos, contra las miradas, contra… Te puedes pasar toda la vida haciendo eso y enloqueces. Te ves diciendo: «Joder, no puedo mirar, no puedo tocar, no puedo esto, no puedo lo otro, estoy obsesionado». Entonces, decía San Isaac: «Deja que Dios se posicione en tu alma, dentro de ti, porque tu cuerpo está preparado y tu alma para tener la presencia de Dios». Y entonces, de forma natural, tu mirada cambia. Ese planteamiento ascético es totalmente distinto. Es como lo primero que dice el novio a la novia: «Yo te recibo a ti». No dice: «Yo voy a luchar por nuestro matrimonio». No tiene nada que ver. Yo te recibo a ti. Partiendo de ahí, todo lo demás es menos complicado, la puerta estrecha es menos angosta. Se entiende que el Señor diga: «Pero ¿sois tan torpes para entender esto?». Como diciendo, esto es un acto de confianza: dejar que yo entre en vosotros. Algo así, más o menos, ¿sabes? Pues a mí, el diablo, no te creas… Veo que hay mucha obsesión con las posesiones y tal. Vale, que yo he hecho también exorcismos. Y sí, hay amigos míos que son exorcistas y me han contado. Pero hay gente que se ha marchado de ese tema. Es un mundo muy oscuro, tío. Cuanto más lejos, mejor, ¿sabes?

—Rouco nombró, no sé cuántos exorcistas, ¿siete o cuántos?

—Y muchos han dejado de serlo porque su papel es desagradable y te puede obsesionar. Obsesiona mucho. Hay un periodista que es un cul013eta, el director de Babelia, que no es precisamente una hoja parroquial, que dice que no cree en nada pero le asusta, utiliza otra palabra, todo lo relacionado con el diablo.

— Bueno, hay un periodista de El Mundo, no recuerdo ahora su nombre, a quien le llama a un cura de Alcalá para que presencie un exorcismo. Esto está publicado en el periódico. Aparece una chica en la parroquia con su madre y empieza el exorcismo. Hay un momento que comienza a contorsionarse en unas posturas imposibles. Dice: «Yo en ese momento caí de rodillas y, después de treinta años sin hacerlo, me puse a rezar. Yo que era ateo». No había efectos especiales. Eso era el puto de diablo lo que yo estaba viendo ahí, con perdón por lo de diablo.

—¿Sabes el problema que yo veo en eso? —me pregunta. Que los milagros no cuentan para ser creyente. Muy fuerte lo que te digo. El Señor no hizo más que milagros a la gente y la gente dijo, crucifícale, crucifícale.

—Hay una actitud del corazón.

—Es que no funciona. Los milagros no funcionan en ese sentido. El Señor lo comprobó con la resurrección de Lázaro. Resucitó a Lázaro e inmediatamente lo prendieron. Tenemos que deshacernos de él porque la gente le sigue. Cómo no iban a seguirle si acaba de resucitar a un tío que llevaba cuatro días muerto. Cuatro días era el tiempo que algunos judíos pensaban que el alma tardaba en abandonar el cuerpo. No es casual que Jesús espere ese tiempo para ir a ver a su amigo fallecido. Pero terminan prendiéndole. Y además, en vez de decir, no, sí que ha resucitado a Lázaro, todos, crucifícale. Aquí hemos tenido el caso de una chica a la que le hicimos un milagrazo. Porque aquí hacemos milagros cada dos por tres. Es vergonzoso, pero es que es así. Dar la unción a alguien y a los cinco minutos está tomándose una caña. Tuvimos un caso de una chica que dijo: «Yo no soy creyente, pero mi marido se está muriendo». Un compañero mío le dio la unción y no solo se recuperó, sino que estaba totalmente sano. ¿Sabes qué dijo ella? Dijo: «Vale, entiendo que has hecho un milagro, pero esto no va a cambiar mi postura con relación a la fe». Hay mucha gente así. Quieren solucionar su vida y no plantearse grandes cosas. El milagro es la Eucaristía. Eso es lo único que funciona, porque es un milagro en el que Dios forma parte de ti. Lo dejas entrar. Lo otro es una cosa de fuera. Que crees o no crees, lo tienes como un espectáculo. Es como el cine. Ves algo, te puede influir más o menos. Bueno, es sobrecogedor, sí, pero se te olvida a los quince días. A los veinte, lo cuentas como una anécdota: «Joder, macho, el contorsionista». No te afecta. En cambio, la Eucaristía te afecta porque entra en ti. Es distinto. Es lo que hay que propiciar. Además, a mí me entran las cosas por la belleza. Si te digo una frase, no la escribas. Pero es lo que yo pienso, ¿vale? No lo digas —y me señala amenazante con el índice de su mano derecha— porque yo soy muy... ¿Cómo te lo explico? Me apasiona lo secular. Del mundo sin ser mundanos. La idea secular mía es muy fuerte, ¿vale? A mí me acerca más a Dios Lady Gaga que el Padre Pío. —A Javier definitivamente le va lo secular, pienso—. Ya está. He pulsado el botón rojo —concluye, mientras suelta aire con alivio.

—Ojo, esa es muy buena, Javier. Esa es muy buena. Si es verdad, es muy buena.

—Es que es verdad. Así, ¿eh? Tal y como te lo digo. La voz de Lady Gaga y esos duetos espectacularmente buenos... Se me ponen los pelos de punta y digo: «¿Qué es esto? ¡Qué voz tiene!». El Padre Pío, un santo varón, ojalá fuera la mitad de santo que él, en el fondo no me interesa tanto su vida. No me dice nada, tío.

—San Josemaría: «Parece que en el horizonte se juntan el cielo y la tierra. Donde verdaderamente se juntan es en vuestro corazón de hijos de Dios cuando procuráis hacer con amor las cosas de cada día».

—Exactamente. Ahí, macho. Cuando a san Josemaría le preguntaron cuál era el oratorio que más le gustaba y abrió la ventana y señaló la calle. —Hace un gesto amplio con la mano, abarcando nuestro alrededor, incluso a la horrorosa sede del Tribunal Constitucional que ve en la eutanasia un nuevo derecho fundamental—. Es que es así, tío. Eso es lo que yo veo en el hospital. No hace falta ser piadosito, de estampas, muy de tal... No, no. Muy secular. Haz el camino humano. Eso es muy de san Agustín. «Haz el camino humano, el del hombre, y te llevará a Dios». Es muy bonito. Qué confianza tenía san Agustín en el corazón humano. Como que ahí está esa imagen y semejanza.

—San Agustín, que tuvo un camino y un itinerario ciertamente complejos.

—El Señor aguanta, permite, respeta los itinerarios. Mientras uno esté haciendo un camino... Es lo que yo pienso.

—Un amigo mío dice que lo importante no es el itinerario. Lo importante es el resultado. O sea, lo importante es la meta. Quiero decir, que la gente tiene vidas jodidamente complicadas. —Trato de hacer ver que a mí también me va lo del mundo sin ser mundano, no siempre, al menos—. Una amiga mía, que se ha casado por lo civil con un divorciado y se ha complicado la vida, pues vete tú a saber cómo termina eso. Ya veremos en el último momento qué pasa. Hasta el rabo todo es toro— concluyo con una cita castiza.

—Absolutamente.

—¿Hay motivos para la esperanza, Javier?

—¡Todos!

P. IÑAKI

Iñaki es el coordinador del equipo de capellanes del hospital. Quedamos una tarde en el despacho de la capellanía del Clínico. Llega con retraso porque viene de administrar una unción de emergencia a una enferma y se disculpa como si él hubiera elegido el momento de la muerte. Nos sentamos en dos tristes sillas en el despacho pobremente decorado con una foto del Arzobispo de Madrid y otra del Papa Francisco. Veo algunos libros de espiritualidad y pastoral sanitaria en las estanterías.

—He pasado de unir metales a tratar de unir las almas con Dios —comienza diciendo mientras se pasa la mano por su pelo gris cortado casi al cepillo—. Estudié ingeniería industrial técnica. Trabajé en Repsol. Tenía la vida bastante resuelta. Iba por mi tercera novia, una chica majísima, muy piadosa. Ella fue la que me animó a hacer unos ejercicios espirituales. Yo tenía bastante inquietud social, había montado un centro de acogida de menores en Palma, estaba metido en la parroquia. Pienso que estamos hechos para cosas grandes. Hice los ejercicios y… entré en el seminario con treinta y tres años. Me ordené con cuarenta. El primer año de seminario era el introductorio. Sigues con tu vida, trabajando en mi caso, pero los sábados, y luego algunos fines de semana, tenía retiros, charlas, actividades. Se trataba de ir discerniendo. También tenía acompañamiento espiritual. Después de aquel año los formadores dijeron: «parece que tienes indicio de vocación, por nuestra parte puedes entrar al seminario».

—¿Tu novia quizá se arrepintió de haberte recomendado los ejercicios? —le pregunto con cierto tono de guasa.

—No, era muy religiosa y, mira, lo que Dios quiera. Un dolor, porque veía que Dios le pedía fundar una familia. Yo no lo tenía tan claro. Dejé el trabajo. Fue muy bonita la despedida, cómo se lo conté a los de la empresa. Les decía: «Oye, que cambio de empresa». «Venga

95

ya». «Que sí, que sí, que voy a ganar mejor todavía». «¿Y cuál es?». «Es una empresa internacional, con sucursales en todos los países del mundo». «Venga, ¿cuál es?». «Mi jefe va vestido de blanco». «¿No será Benetton?», preguntaban. Fíjate que yo estaba siempre con los campamentos de la parroquia, vendiendo las papeletas de las rifas; pistas tenían. Y el sueldo, el sueldo. «Es que es incomparable», les decía. Total que salta la secretaria del jefe de materiales: «Te vas al seminario». «¡Muy bien, has adivinado!». Claro, el sueldo inigualable de bajo. —Sonríe malicioso—. El jefe es muy bueno, ¿eh? Y el superior de todo es divino. Una juerga, hay que decir. Fue bonito. Me ordené y atendí varias parroquias. También me mandaron a este hospital. Además, desde hace cinco años soy párroco en Santa María de Silencio, una parroquia para personas sordas y sordociegas. ¿Una persona por ser sorda no puede conocer a Jesucristo? Claro que puede. ¿Cómo? Con las manos. Mira, Jesús se dice así —dice, mientras con el índice de la mano derecha primero se toca la palma de la mano izquierda y luego al revés—. A Jesús se le reconoce por la marca de los clavos en las manos. Como lo reconocían los apóstoles.

—Repartes tu tiempo entre el clínico y la parroquia —digo.

—Sí. Esto es una comunidad también muy variada y muy movida de fieles en unas situaciones bastante complicadas y difíciles.

—¿Qué ofrece Jesús al que lo pasa mal, al enfermo, al que sufre, al moribundo?

—Jesucristo es alguien al que mirar y en el que nos podemos mirar —dice mientras señala el crucifijo colgado en la pared—. ¿Que le miramos en la cruz crucificado? ¡Ay, yo también crucificado en la cama! ¡Ay, que me han amputado la pierna! ¡Ay, que me han puesto esta prótesis! ¡Ay, qué me duele aquí! ¡Ay, que tengo cáncer! ¡Ay, que no sé qué! Jesús —lo dice a la vez con las manos señalándose las palmas— no es alguien así, en general. Es en quien nos podemos mirar y ver con verdad nuestra vida. Y sabemos que nos quiere de verdad.

—¿Y cuando tú le cuentas eso a un enfermo, Iñaki, qué te dice?

—Te adaptas a la situación de cada uno. Cuando entras en una habitación y no conoces de nada al enfermo, pasar de cero a cien, es muy difícil. Necesitas una empatía muy grande, el don de consejo, entrar con los genéricos y salir ya con las fórmulas magistrales específicas para esa persona. Pero eso requiere un tiempo. A la primera no puedes profundizar mucho. Solamente decir: «oye, mira, voy a rezar por ti. Hay muchas personas que están ahora rezando por ti, que también están enfermas». Eso ya ayuda. Jesucristo es en quien nos podemos mirar y así sanar, sino del cuerpo, del alma —dice mientras se lleva la mano al pecho—. Aquí decimos: «Del cuerpo no sé cómo saldrá, pero del alma puede salir campeón de primera división». Dios, a poco que nosotros hagamos algo, da el crecimiento a ese poquito que hacemos.

—¿Qué cosas has visto en el hospital?

—Como ingeniero tiendo a medir las cosas, a fijarme en los procesos. Ahora toca esto, después lo otro. Causa—efecto. Esas cosas. ¿Sabes lo que dice un ingeniero o cura aquí llamado Iñaki? Que con Dios eso no sirve, eso no vale para nada. Dios te descuadra. Como para Dios no hay nada imposible…

—¿Cómo te descuadra Dios?

—Haciendo posible lo que a ti te parece imposible. Un viernes me llamó una informadora del hospital, de estas que están en las puertas, y me dice: «Hay una madre ingresada, tuvo un parto muy difícil, la niña nació en otro hospital tetrapléjica. Le dan unos días de vida». Habían avisado a la familia y las dos abuelas se vinieron en el primer vuelo desde Paraguay. Les habían parado en Barajas porque les faltaba el seguro de no sé qué. La policía no les dejaba pasar y las devolvían a su país. En unas horas les plantaban en otro avión. ¿Dónde está la humanidad? Eran casi las dos y media de la tarde. Llamé al asistente social y me dijo que no podía hacer nada. Y yo: «Pero cómo no van a poder, si esto es una cosa de humanidad». Por humanidad uno se puede saltar todo los trámites legales. «Señor, ilumíname». Le pregunté a un cura que se ha movido en las cosas sociales. Estaba en un retiro, le dejé un mensaje. Cuando salió del retiro, ya eran las cuatro de la tarde. Me llamó y le conté la situación. Dice: «Me planto yo en el aeropuerto, y me llevo un aval del obispado, por si ponen algún problema. Corremos con los gastos». Se va para el aeropuerto y no le hacen caso. Dice: «Voy a llamar al cardenal», que era don Carlos Osoro. Le dice Osoro: «Dile al comisario que me presento en Barajas con la prensa». El comisario se asustó. Llamó al Ministerio del Interior y les dieron permiso para quedarse tres meses.

—¿Y cómo terminó la historia de esta mujer y de la hija?

—Jasmina estuvo siempre con respirador. La llevaban mucho al centro para parapléjicos de Toledo. Fueron pasando los años. Aprendió a leer y a comunicarse con el Irisbon, un programa que hacen en Barcelona, una tableta con dibujos que van mirando y así se comunican. No podía hablar ni mover los miembros. Nada. Ni llorar. Fue bautizada aquí de emergencia por uno de los capellanes. Con siete años falleció súbitamente.

—Decías que Dios te descuadra, ¿primero en una dirección y luego en la otra? —le pregunto algo escéptico.

—Jasmina fue directa al cielo. Aquí no hace falta causa de beatificación o estudio, es que se ve. La tienen en el cielo. Ha pasado de estar con el respirador a respirar a pleno pulmón, de no poderse mover a moverse con toda libertad.

—¿Te has encontrado con buenos ladrones, Iñaki?

—Al poco de empezar en el hospital entré en una habitación, no sé por qué, y comencé a hablar con un paciente oncológico. Dice: «Yo de pequeño era monaguillo. Yo no me he confesado hace mucho». «Aprovecha y confiésate. Venga, si me estás contando tu vida». Le doy la absolución y rezamos la penitencia juntos. Y su mujer estaba por ahí y dice: «No me lo puedo creer. Este rojo empedernido se ha confesado después de cincuenta años de no pisar la iglesia». Y yo no sabía nada. Y falleció en el hospital. Otro día de guardia me avisaron para dar la unción a un señor de 102 años, muy lúcido. Recibió la unción, mejoró, le subieron a planta. Era un hombre muy religioso y empezamos a llevarle la comunión hasta que le dieron el alta. Unos años después me avisan para otra unción a una persona muy mayor, 104 años. Ya casi 105, uf. Digo: «¿Sí? ¿Cómo se llama?». «Maximiliano». «¿Maximiliano?». Era el mismo, que seguía vivo. Dice: «Padre, es que además, tengo las puertas del cielo cerradas hasta el día de mi cumpleaños». Total, que mejora un poco. Cada día recibía la comunión. Hubo un día que me tocaba de guardia. Iba por el pasillo y vi que estaban un montón de hijos en la puerta de la habitación. «¿Qué pasa?». No sabía ni que estaba ahí Maxi, que acababa de fallecer. «Padre, ¿sabe usted qué día es hoy?». Digo: «El día de su cumpleaños». Dice: «Ha desayunado, se ha tomado un yogur y se ha quedado dormidito. El día de su cumpleaños». Me acuerdo del caso de otros paraguayos. Me llama el párroco de San Lorenzo. Habían ingresado a uno de sus feligreses muy grave. No estaba casado y tenía tres hijos, se estaba preparando para el matrimonio canónico. Dice: «Se puede morir en cualquier momento, tienes que casarles *in articulo mortis*». Yo en mi vida había celebrado una boda así. Digo: «¿Y cómo se hace esto?». Corriendo, llamo al obispado. «Nada, no hace falta ningún papel. Solamente que un médico te firme que tiene capacidad y libertad para poder decir el sí al matrimonio. Que no está coaccionado, que es libre». Se casaron y al día siguiente murió.

—¿Qué es lo que has aprendido en estos años?

—Que teniendo a Jesucristo en el frente, en lo más duro de la batalla, todo se puede llevar con paz, todo se puede sufrir. Lo que decía Santa Teresa: «Con tan buen capitán, que se puso en lo primero del sufrir, en lo primero de lo más difícil de todo, todo se puede sufrir». —Mi admiración por la cultura religiosa-literaria de los capallenes del Clínico va en aumento—. Cómo te va a abandonar Dios en el momento más duro de tu vida, eso no pega a nuestro Señor. Ni lo pienso. Jesús en el Huerto de los Olivos dice: «Que pase de mí este cáliz». Luego en la Cruz: «Dios mío, Dios mío, ¿por qué me has abandonado?». Pero luego, que no: «Señor, Dios mío, Padre mío, que se haga tu voluntad, y no la mía». Como verdadero hombre tenía ese sufrimiento, físico, espiritual, moral, que tela marinera. Fíjate si echó para atrás en eso que había dicho, «aparta de mí este cáliz» a «que se haga tu voluntad». Si tú sabes más, tú eres más listo que yo, yo he sacado un cinco, tú has sacado una matrícula de honor en todo. Tú sabes más, tú puedes todo.

—¿El Señor atiende siempre nuestras oraciones?

—Claro. Y si eres sordo, entiende la lengua de signos estupendamente —dice mientras habla con las manos—. Y la Virgen María no veas: Ella sabe. Entiende nuestros movimientos de las manos. Dios no es sordo a los corazones, a nuestras intenciones, a nuestra voluntad. Cómo va a ser sordo. Te comprende perfectamente. Si nuestro padre no nos escucha, ¿quién nos va a escuchar? ¿El presidente de Gobierno? —Me guiña un ojo y saca la lengua—. Dios es padre. ¿Y qué es lo propio de un padre? Estar atento a sus hijos. ¿Y cuál es la forma de estar atento? La escucha. Esa es la confianza que tenemos: que Dios siempre te escucha. Él sabe. Porque Dios no se queda callado. Es verdad que Jesucristo ha hablado una vez y ya no necesita hablar más. Eso decía San Juan de la Cruz. El Hijo de Dios ha hablado ya. Después se ha quedado mudo. Ya ha dicho todo. No necesita decir nada más. En su palabra, en los evangelios puedes ir encontrando respuesta a las preguntas, a la situación que tienes.

—¿Te saturas de ver tanto dolor, tanta impotencia o te hace más próximo al que sufre?

—Yo creo que ves la muerte como una cosa normal. —Arquea las cejas como asombrado ante la afirmación que acaba de hacer, se balancea sobre la silla y continúa—: Hay situaciones que son duras. Pero yo creo que te ayuda a normalizar lo más normal de la vida, que es morirse. Lo más anormal y difícil es nacer. Cada vez es más difícil nacer. Morirte, seguro que te mueres. Nacer, qué difícil es nacer. En España es dificilísimo. Eso no quiere decir que no sufra, que no me duela cuando veo morir a un padre de familia o a una madre que tiene hijos pequeños. Claro que me duele. Me encontré una vez a una abuela muy angustiada en la capilla. «¿Qué le pasa?». «Una nieta mía está súper malita. Tiene un aneurisma y los médicos han dicho que le quedan unas horas de vida. He venido aquí para pedirle a la Virgen por ella». «¿Le habéis dado la unción de enfermos?» Dice: «No». «¿Y quiere que se la dé?». «Sí». Nos fuimos a la UVI y le dimos a su nieta la unción de enfermos. Pasaba el tiempo y, poco a poco, iba reponiéndose. Hasta que un día desapareció. Digo: «¿Se habrá muerto? ¿No se habrá muerto?» Pensé que sí, con un aneurisma…, pobre gente. Tiempo después en una boda, se me acerca una persona: «Padre, ¿usted no está en el Hospital Clínico?». «Sí, sí, soy capellán ahí». «Es que hay una invitada a la que usted dio la unción». ¡Era la nieta de la señora aquella! Por eso digo yo que a mí la ingeniería no me sirve de nada en el hospital. Dios no es ingeniero. Puede hacer que suceda lo imposible. Tampoco es un cazador que espera a que su presa asome descuidada para descerrajar un tiro, es un jardinero que va cuidando de sus flores, de cada uno de nosotros, con inmenso cariño, y cuando estamos en nuestro mejor momento, que solo Él sabe cuál es, nos corta y nos lleva con Él.

Terminamos la entrevista. Nos levantamos, nos damos la mano y le agradezco su tiempo. Iñaki sonríe abiertamente. Habla con las palabras, con las manos, con su sonrisa franca, con sus ojos. Fuera ha oscurecido completamente. A través de la cristalera que une la capilla con el pasillo de capellanía donde nos encontramos se adivina la luz de la lamparilla que brilla humildemente junto al sagrario.

AGRADECIMIENTOS

Como es natural, debo un agradecimiento especial a todos los voluntarios que, a lo largo de estos años, han venido al Clínico, especialmente al grupo de veteranos.

A los enfermos, de los que tanto he aprendido.

A Gemma y a Amelia, sin ninguna duda, las mejores enfermeras del sistema nacional de salud español.

A todo el equipo de capellanes del Clínico y a Don Hilario, sin el que esta aventura nunca habría comenzado.

A Chisco por su apoyo técnico y a Cande por el diseño.

A todos los que, semana tras semana, aguantáis la chapa que os doy con las historias del voluntariado. Si todavía no habéis venido, no sabéis lo que os perdéis.

A María, por darme esta oportunidad.